Solution Pour La Tension Artérielle

Le guide ultime pour diminuer la tension artérielle pour les débutants 30 super aliments naturels pour contrôler et baisser votre tension artérielle

Par *Ethan Daniel*

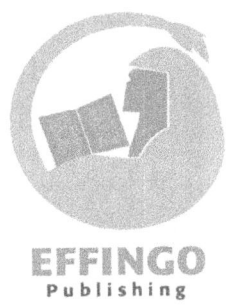

Pour découvrir plus de livres, visitez le site :

EffingoPublishing.com

Télécharger un autre livre gratuitement

Nous voulons vous remercier d'avoir acheté ce livre et souhaitons vous en offrir un autre (aussi long et précieux que ce livre), « Erreurs de santé et de fitness à ne pas commettre », entièrement gratuit.

Visitez le lien ci-dessous pour vous inscrire et pour le recevoir :

www.effingopublishing.com/gift

Dans ce livre, nous allons décomposer les erreurs de santé et de forme physique les plus courantes, que vous êtes probablement en train de commettre en ce moment même, et allons vous révéler les secrets pour vous mettre en forme de la meilleure façon de votre vie !

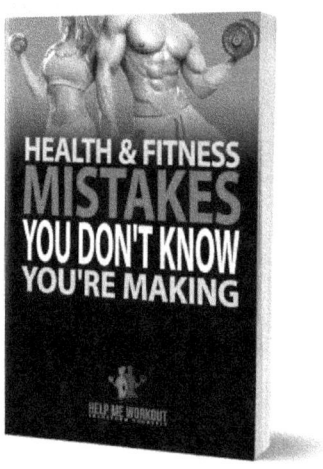

En plus de ce cadeau précieux, vous aurez également l'occasion d'obtenir nos nouveaux livres gratuitement, de participer à des concours et de recevoir d'autres courriels de notre part. Encore une fois, visitez ce lien pour vous inscrire :

 www.effingopublishing.com/gift

TABLE DES MATIÈRES

Introduction 7

Chapitre 1 : Qu'est-ce que l'hypertension artÉRIElle, ses causes et les maladies qui y sont associiÉes ? 9

Signes et symptômes 9

Facteurs de risque de l'hypertension artérielle 11

Complications 16

chapitre 2 : Avantages de la diminution et du contrÔle de la tension artÉrielle 22

Améliorez votre santé cardiaque 22

Réduire le risque d'accident vasculaire cérébral 23

Améliorez votre vision 24

Protégez votre rein 24

Chapitre 3 : Les super aliments naturels À consommER en cas d'hypertension artÉrielle ...27

Chapitre 4 : Ce qu'il ne faut pas manger quand vous avez de l'hypertension artÉrielle 38

Chapitre 5 : Solution contre l'hypertension et LA perte de poids - Quelle est la difféÉrence? 46

Maximiser les protéines 47

Choisir la fibre 48

Limiter la portion 49

Soyez réaliste 50

Chapitre 6 : Plan de repas efficace pour vous aider À rÉduire et À contrÔler l'hypertension artÉrielle 52

Jour 1 52

Jour 2 : 55

Jour 3 59

Jour 4 61

Jour 5 65

Jour 6 70

Jour 7 73

Jour 8 77

Jour 9 82

Jour 10 85

Jour 11 87

Jour 12 89

Jour 13 94

Jour 14 98

Jour 15 102

Jour 16 106

Jour 17 109

Jour 18 112

Jour 19 114

Jour 20 117

Jour 21 120

Jour 22 122

Jour 23 124

Jour 24 128

Jour 25 133

Jour 26 137

Jour 27 140

Jour 28 144

Jour 29 147

Jour 30 150

Chapitre 7: StratÉgies pour commencer votre rÉgime contre l'hypertension artÉrielle 152

Chapitre 8: D'autres changements de style de vie pour vous aider À rÉduire votre tension artÉrielle sans mÉdicaments 154

Conclusion 156

À propos des coauteurs 159

INTRODUCTION

L'hypertension artérielle est un défi de santé publique important de nos jours en raison de sa prévalence élevée et de l'augmentation concomitante du risque d'autres complications liées à l'hypertension artérielle. Comme il y a peu de signes, ce problème qui peut s'avérer fatal passe souvent inaperçu.

Bien que l'hypertension artérielle ne présente généralement pas de symptômes pendant les 10 à 20 premières années, elle endommage lentement, mais certainement les artères et met le cœur à rude épreuve. C'est pourquoi cette condition est appelée le " tueur silencieux ". "L'hypertension artérielle prolongée accélère l'artériosclérose, qui est la principale cause de maladie vasculaire, d'accident vasculaire cérébral, d'insuffisance cardiaque et d'insuffisance rénale.

Les signes avant-coureurs inclus un pouls rapide, des étourdissements, des troubles de la vision, de la transpiration, des maux de tête et de l'essoufflement. Cela peut être dû à l'âge, au régime alimentaire, à l'obésité, au stress, au tabagisme, à la race ou à l'hérédité. Ce qui est bien, c'est qu'il existe des solutions naturelles sans médicaments que vous pouvez maximiser. Apprenez-en davantage sur les causes et les maladies qui y sont associées, les aliments naturels qui aident à contrôler l'hypertension artérielle et un plan de repas efficace pour vous.

De plus, avant que vous ne commenciez, nous vous recommandons de vous **<u>inscrire à notre bulletin électronique</u>** pour recevoir des mises à jour sur nos nouvelles parutions ou des promotions à venir. Vous pouvez vous inscrire gratuitement et recevrez un cadeau : notre *livre* « Erreurs de santé et de fitness à ne pas commettre » ! Ce livre a été écrit pour démystifier et exposer ce qu'il faut faire et ne pas faire, ainsi que pour vous fournir l'information nécessaire que vous aurez besoin pour être dans la meilleure forme de votre vie. En raison de la quantité de mensonges et fausses informations accablantes racontées par les magazines et les « gourous » autoproclamés, il est de plus en plus difficile d'obtenir des informations fiables pour se mettre en forme. Au lieu d'avoir à passer par des douzaines de sources biaisées et peu fiables pour obtenir des informations sur votre santé et votre condition physique, vous n'avez qu'à lire ce livre qui vous fournira tout ce dont vous avez besoin pour vous aider à suivre facilement cette diète et ainsi atteindre vos objectifs de mise en forme dans les plus brefs délais.

Encore une fois, pour vous abonner à notre bulletin électronique gratuit et pour recevoir un exemplaire gratuit de ce précieux livre, veuillez visiter le lien et vous inscrire maintenant : www.effingopublishing.com/gift

CHAPITRE 1 : QU'EST-CE QUE L'HYPERTENSION ARTÉRIELLE, SES CAUSES ET LES MALADIES QUI Y SONT ASSOCIÉES ?

L'hypertension artérielle est une condition qui se produit lorsque votre tension artérielle augmente à des niveaux malsains. La tension artérielle est mesurée par le passage du sang dans vos vaisseaux sanguins et la résistance que le sang rencontre pendant que le cœur pompe. Plus le cœur pompe de sang et plus les artères sont étroites, plus la tension artérielle est élevée. Avec le temps, une pression artérielle élevée peut causer d'autres problèmes de santé.

Vous pouvez faire de l'hypertension pendant des années sans avoir de symptômes. Même asymptomatiques, les dommages au cœur et aux vaisseaux sanguins continuent et peuvent être détectés. Au fil des ans, l'hypertension se développe généralement et finit par toucher presque tout le monde. L'avantage est qu'elle peut être identifiée rapidement, et une fois que vous savez que vous faites de l'hypertension, vous pouvez essayer de la contrôler.

Signes et symptômes

L'hypertension artérielle ne cause aucun symptôme, c'est pourquoi on l'appelle " le tueur silencieux ". "Les gens ne savent généralement pas qu'il en souffre jusqu'à ce qu'ils mesurent leur tension artérielle. Parfois, les personnes souffrant d'hypertension artérielle peuvent développer d'autres maladies et complications parce que les organes sont stressés lorsqu'ils sont exposés à des pressions élevées. Voici les signes et les symptômes de l'hypertension artérielle :

- **Symptômes cérébraux de l'hypertension artérielle**
    1. Vision floue
    2. Étourdissements
    3. Nausées et vomissements
    4. Mal de tête
- **Les symptômes cardiaques de l'hypertension artérielle**
    1. Faiblesse
    2. Douleur thoracique
    3. Nausées et vomissements
    4. Essoufflement
- **Symptômes chroniques d'hypertension artérielle**
    1. Insuffisance rénale
    2. Insuffisance cardiaque
    3. Anévrismes (débordements de l'aorte)
    4. Accident ischémique transitoire ou mini-accident vasculaire cérébral
    5. Maladie artérielle périphérique (douleur à la jambe lors de la marche)

6. Crise cardiaque
7. Lésions oculaires avec perte progressive de la vision

Il est essentiel de réaliser que l'hypertension artérielle peut être asymptomatique et donc non reconnue pendant des années. Néanmoins qu'elle cause des dommages progressifs au cœur, aux vaisseaux sanguins et à d'autres organes.

Facteurs de risque de l'hypertension artérielle

Il existe des variables et des facteurs qui peuvent vous exposer à un risque d'hypertension artérielle. Toutefois, la compréhension de ces facteurs de risque peut être utile et peut accroître la sensibilisation et la prévention.

- **Facteurs de risque héréditaires et physiques de l'hypertension artérielle**
    1. **Âge :** Le risque d'hypertension artérielle augmente avec l'âge. Avec l'âge, nos vaisseaux sanguins perdent progressivement de leur élasticité, ce qui contribue massivement à l'élévation de la tension artérielle.
    2. **Le sexe:** Bien que l'âge soit l'un des principaux facteurs de risque de l'hypertension artérielle, les hommes sont plus susceptibles de souffrir de cette affection à l'âge de 64 ans. D'autre part, les femmes sont plus susceptibles de développer une hypertension artérielle après 65 ans.
    3. **L'histoire de la famille :** Si vos parents et d'autres membres de votre famille directe (et vos proches) souffrent d'hypertension, vous

êtes plus susceptible d'être atteint de cette maladie également.

4. **Race** : Les Afro-Américains sont plus susceptibles de souffrir d'hypertension artérielle que les autres groupes raciaux aux États-Unis. Il est particulièrement courant dans l'héritage africain et se développe souvent à un âge plus précoce.

5. **Maladie rénale chronique** : L'hypertension artérielle peut également être le résultat d'une maladie rénale et peut causer encore plus de dommages aux reins.

2. **Facteurs de risque modifiables de l'hypertension artérielle**

   1. **L'obésité ou le surpoids :** Le fait de porter un poids excessif peut exercer une pression supplémentaire sur votre cœur et votre système circulatoire, ce qui entraîne de graves problèmes de santé. En effet, plus vous avez de poids, plus vous devez fournir d'oxygène et de nutriments à vos tissus. Si le volume de sang qui circule dans vos vaisseaux sanguins augmente, la pression sur les parois de vos artères fait de même. Il peut également augmenter votre risque de diabète et de maladie cardiovasculaire.

   2. **Apnée du sommeil :** L'apnée obstructive du sommeil peut augmenter le risque de développer une hypertension artérielle. Elle est fréquente chez les personnes qui souffrent d'hypertension résistante.

   3. **Cholestérol élevé :** Plus de la moitié des personnes souffrant d'hypertension artérielle ont également un taux de cholestérol élevé.

   4. **L'inactivité physique :** Le fait de ne pas faire suffisamment d'activité physique dans le cadre de votre mode de vie contribue également à l'augmentation de la tension artérielle. Les personnes qui ne sont pas actives physiquement ont tendance à avoir un rythme cardiaque plus élevé, et plus votre rythme cardiaque est élevé, plus votre cœur doit travailler fort à chaque contraction ; par conséquent, plus la force exercée sur vos artères est forte. C'est aussi un facteur de

risque de surcharge pondérale. Faire de l'activité physique est excellent pour le cœur et le système circulatoire, et permet de prévenir ou de contrôler l'hypertension artérielle.

5. **Fumer et utiliser le tabac :** Fumer peut causer une hypertension artérielle temporaire et peut endommager les artères. Cela peut entraîner un rétrécissement de vos artères et augmenter le risque de maladie cardiaque. En outre, le tabagisme passif ou l'exposition à la fumée d'autrui peut également accroître le risque de maladie cardiaque chez les non-fumeurs.

6. **Consommation excessive d'alcool :** Une consommation excessive ou régulière d'alcool peut causer de nombreux problèmes de santé, notamment un accident vasculaire cérébral, une insuffisance cardiaque et de l'arythmie (battements cardiaques irréguliers). Elle peut provoquer une augmentation considérable de la pression artérielle ainsi que le risque d'obésité, de cancer et d'alcoolisme.

7. **Le stress :** Le stress n'est pas nécessairement une mauvaise chose, mais trop de stress peut être un autre facteur contribuant à l'hypertension artérielle. De plus, un stress trop important peut encourager des comportements qui augmentent la pression artérielle, comme la consommation d'alcool ou de tabac plus que d'habitude, une mauvaise alimentation et l'inactivité physique.

8. **Le diabète :** La plupart des personnes qui ont le diabète développent également de l'hypertension artérielle.

9. **Aliments malsains :** Il est essentiel d'avoir une alimentation adéquate provenant de différentes sources. Une alimentation à forte consommation de sel et de calories, ainsi que de sucre, de gras trans et de gras saturés, comporte plus de risques d'hypertension artérielle. Par ailleurs, une alimentation saine et des options alimentaires peuvent aider à contrôler votre tension artérielle.

La grossesse peut également contribuer à l'hypertension artérielle. Et même si cette condition est plus courante chez les adultes, les enfants peuvent aussi être à risque. Chez certains enfants, l'augmentation de la pression artérielle est causée par des problèmes cardiaques ou rénaux. Pour un nombre croissant d'enfants, de mauvaises habitudes de vie comme l'obésité, une alimentation malsaine et le manque d'exercice peuvent augmenter le risque d'hypertension artérielle.

Complications

La pression excessive exercée sur les parois de vos artères par l'hypertension artérielle peut causer des dommages aux vaisseaux sanguins et aux organes du corps. Plus votre tension artérielle est élevée et plus elle reste incontrôlée longtemps, plus les complications sont importantes.

- **Dommages à votre cœur**

    L'hypertension artérielle cause de nombreux problèmes cardiaques, et le fait d'en être conscient vous aidera à en contrôler les causes.

    1. **Insuffisance cardiaque :** Au fil du temps, la pression exercée sur votre cœur par l'hypertension peut affaiblir et rendre inefficace le muscle cardiaque. Votre cœur accablé finit par s'effondrer. Les dommages causés par les crises cardiaques sont un autre facteur qui contribue à ce problème.

    2. **Maladie des artères coronaires :** Les artères endommagées et rétrécies par l'hypertension artérielle ont de la difficulté à alimenter le cœur en sang. Si le sang ne peut pas circuler librement vers votre cœur, il peut vous causer des rythmes cardiaques irréguliers, des douleurs à la poitrine et une crise cardiaque.

    3. **Cœur gauche agrandi :** Lorsque vous souffrez d'hypertension, votre cœur est obligé de travailler plus fort pour pomper le sang vers le reste de votre corps. Cela entraîne un épaississement du ventricule gauche, donc un risque accru d'insuffisance cardiaque, de crise cardiaque et même de mort cardiaque subite.

- **Dommages à vos artères**

   Les artères saines sont élastiques, fiables et flexibles, avec une doublure intérieure lisse qui permet au sang de circuler librement. Ainsi, il fournit de l'oxygène et des nutriments aux organes vitaux. Cependant, l'hypertension artérielle augmente graduellement la pression du sang qui circule dans vos artères et cause des dommages à vos artères.

    1. **Anévrisme :** Avec le temps, la pression constante du sang circulant dans une artère endommagée ou affaiblie peut entraîner l'élargissement d'une section de la paroi et la formation d'un renflement ou d'un anévrisme. Cela peut entraîner une rupture et une hémorragie interne pouvant mettre la vie en danger. Cette affection peut se développer dans n'importe quelle artère, mais elle est plus fréquente dans la plus grosse artère.

    2. **Artères rétrécies et endommagées :** L'hypertension artérielle peut endommager les cellules de la paroi interne de vos artères. Lorsque les graisses de votre alimentation entrent dans votre circulation sanguine, elles peuvent s'accumuler dans les artères endommagées. Les parois de vos artères deviennent alors moins élastiques, ce qui limite la circulation du sang dans tout votre corps.

- **Dommages à votre rein**

   Les reins filtrent l'excès de déchets et de liquide de votre sang, ce qui nécessite des vaisseaux sanguins sains pour fonctionner. L'hypertension artérielle peut endommager les vaisseaux sanguins menant à vos reins et même à l'intérieur de vos reins. Elle peut également aggraver les dommages si vous avez le diabète.

1. **Insuffisance rénale :** L'hypertension artérielle est l'une des causes les plus courantes de l'insuffisance rénale. Les vaisseaux sanguins endommagés empêchent les reins de filtrer efficacement les déchets sanguins, ce qui permet aux liquides et aux déchets dangereux de s'accumuler. Vous pourriez devoir subir une transplantation de rein et une dialyse à cause de cela.

2. **Glomérulosclérose (cicatrice rénale) :** Ces lésions rénales surviennent lorsque les petits vaisseaux sanguins du rein se cicatrisent et ne peuvent plus filtrer efficacement les déchets et les liquides du sang, ce qui peut entraîner une insuffisance rénale.

- **Dommages au cerveau**

Votre cerveau a besoin d'un apport sanguin nourrissant pour fonctionner correctement, mais l'hypertension artérielle peut causer de nombreux problèmes au cerveau.

1. **Accident ischémique transitoire :** C'est comme un mini-coup, qui perturbe temporairement l'apport sanguin à votre cerveau. Le durcissement des caillots sanguins ou des artères causé par une augmentation de la tension artérielle peut provoquer un accident ischémique transitoire

et constitue généralement un avertissement que vous êtes à risque d'un accident vasculaire cérébral complet.

2. **AVC :** Un accident vasculaire cérébral peut survenir lorsqu'une partie de votre cerveau est privée de nutriments et d'oxygène, ce qui entraîne la mort de la cellule cérébrale. Les vaisseaux sanguins endommagés par l'hypertension artérielle peuvent se rompre, fuir ou se rétrécir. De plus, une augmentation de la tension artérielle peut entraîner la formation de caillots de sang dans les artères et au cerveau, ce qui bloque la circulation sanguine. Cela entraîne une attaque.

3. **La démence :** Des artères bloquées ou rétrécies peuvent limiter le flux sanguin vers le cerveau, ce qui entraîne un type particulier de démence appelé la démence vasculaire. Vous pouvez également souffrir de cette démence si un accident vasculaire cérébral interrompt la circulation sanguine vers le cerveau.

4. **Déficience cognitive légère :** Elle est généralement causée par des changements dans la mémoire et la compréhension dus à la démence.

- **Dommages à vos yeux**

L'hypertension artérielle peut même endommager les petits vaisseaux sanguins délicats qui alimentent vos yeux en sang.

1. **Rétinopathie :** La rétinopathie est une lésion de la rétine qui peut entraîner des saignements oculaires, une vision floue ou même une perte totale de la vision. Vous êtes encore plus à risque si vous avez aussi le diabète en plus de l'hypertension.

2. **Neuropathie optique :** Si la circulation sanguine est bloquée, elle peut également endommager le nerf optique, ce qui entraîne des saignements oculaires et même une perte de vision.

3. **Choroidopathie :** L'accumulation de liquide sous la rétine peut entraîner une distorsion de la vision.

- **Dysfonctionnement sexuel**

Il a été prévalent chez les hommes âgés de 50 ans et plus, incapables de maintenir ou d'avoir une érection. Cependant, les hommes souffrant d'hypertension artérielle sont encore plus susceptibles de souffrir de dysfonctionnement. C'est à cause du peu de sang qui circule dans le pénis.

De plus, les femmes peuvent également souffrir de dysfonctionnement sexuel dû à l'hypertension artérielle. Un flux sanguin limité vers le vagin peut entraîner une diminution de l'excitation ou du désir sexuel, une difficulté à atteindre l'orgasme ou une sécheresse vaginale.

- **Urgences médicales**

L'augmentation de la pression artérielle est généralement une condition chronique qui cause des dommages au fil des ans. Cependant, la pression artérielle augmente parfois si rapidement et même si fortement que cela devient une urgence médicale. Elle pourrait nécessiter un traitement immédiat ou une hospitalisation.

1. AVC
2. Crise cardiaque
3. Changements de personnalité, irritabilité, difficultés de concentration, perte de mémoire et/ou perte de conscience progressive
4. Cécité
5. Perte soudaine de la fonction rénale
6. Douleur thoracique
7. Dommages graves à l'artère principale
8. Complications de la grossesse (éclampsie ou pré-éclampsie)

CHAPITRE 2 : AVANTAGES DE LA DIMINUTION ET DU CONTRÔLE DE LA TENSION ARTÉRIELLE

La tension artérielle doit être suffisamment élevée pour donner aux organes le sang et les nutriments dont ils ont besoin, sans toutefois être trop élevée jusqu'à endommager les vaisseaux sanguins. De cette manière, notre corps doit maintenir et contrôler la tension artérielle, en la maintenant à un niveau moyen.

L'hypertension artérielle est une condition dangereuse qui doit être traitée de façon appropriée. Au fil du temps, une fois que les dommages au cœur et aux autres organes sont déjà survenus, ils ne peuvent généralement plus être inversés. L'hypertension artérielle incontrôlée endommage principalement le cœur et d'autres organes. Il accélère le durcissement des artères et l'accumulation de plaques chargées de cholestérol sur les parois artérielles.

Améliorez votre santé cardiaque

L'hypertension artérielle exerce une pression sur le cœur, ce qui entraîne un risque accru de maladie artérielle périphérique, d'angine, d'insuffisance cardiaque, de crise cardiaque et de coronaropathie. Avec le temps, le cœur s'endommage et devient plus gros. Lorsqu'il est endommagé, le corps ne peut plus le défaire. En cas d'hypertension artérielle, vous avez 3 fois plus de chances de souffrir de complications cardiovasculaires.

Un plan d'alimentation sain vous aidera à améliorer la santé de votre cœur. Incluez des légumes, des grains entiers, une quantité limitée de viande maigre, des fruits de mer, des produits laitiers non gras, des haricots et des fruits dans votre plan d'alimentation. De plus, il est essentiel de contrôler votre poids et de réduire le stress. Quelques conseils utiles incluent, l'amélioration de votre sommeil, de la composition de votre corps et de votre capacité à effectuer vos activités quotidiennes. Veillez à réduire votre taux de sang et à diminuer votre risque de diabète de type II.

Réduire le risque d'accident vasculaire cérébral

Les dommages potentiels aux vaisseaux sanguins causés par une pression artérielle élevée contribuent à l'accident ischémique cérébral. C'est une autre raison pour laquelle l'abaissement de votre tension artérielle contribue à réduire le risque d'AVC, ainsi que les autres complications associées à l'AVC.

Réduisez votre consommation de sel à un maximum de 1500 mg par jour, ce qui équivaut à une demi-cuillère à thé. Un autre conseil alimentaire utile est d'éviter les aliments qui ont un taux de cholestérol élevé, comme la crème glacée, les hamburgers et le fromage. Il est également conseillé de manger 4-5 tasses de légumes et de fruits par jour, avec du poisson ajouté 2-3 fois par semaine et une portion de produits laitiers et de grains entiers à faible teneur en gras plusieurs jours par semaine. Faites aussi un régime amaigrissant.

Améliorez votre vision

Il est essentiel de faire baisser votre tension artérielle, car une tension artérielle non contrôlée peut également entraîner une rétinopathie hypertensive - un état qui affecte la rétine de l'œil. Le seul traitement de cette maladie pour abaisser et maintenir votre tension artérielle. Cela signifie que si vous avez un accident vasculaire cérébral hypertendu, votre vision sera également à risque. Les accidents vasculaires cérébraux ont un effet sur le nerf optique et les parties du cerveau qui sont principalement responsables du traitement des choses que vous voyez.

Manger des carottes est bon pour les yeux, car elles sont riches en vitamine A, qui est un nutriment vital pour la vision. Mais la vitamine A n'est pas le seul nutriment nécessaire pour améliorer votre vision ; il est également conseillé d'inclure dans votre régime alimentaire des aliments riches en vitamine E, en vitamine C, en zinc et en cuivre.

Votre plus grand défi est la dégénérescence maculaire, donc il est également utile de prendre des antioxydants comme les carottes, les patates douces, les citrouilles, les œufs et les légumes vert foncé. Le poisson est également bon pour les yeux, alors mangez des aliments contenant des acides gras. Les poissons froids comme le saumon sauvage, la morue et le maquereau aident à renforcer les membranes cellulaires, et ceux-ci contiennent également du DHA.

Protégez votre rein

Abaisser et/ou maintenir une tension artérielle saine peut aider à prévenir ce cercle vicieux et à réduire le risque d'insuffisance rénale complète. Mangez sainement et surveillez votre poids, car il est très utile pour prévenir les maladies du cœur, le diabète et d'autres affections liées aux maladies rénales chroniques. Des conseils utiles commencent par la réduction de votre consommation de sel. Suivez l'apport en sodium recommandé d'environ 5-6 g par jour. Pour pouvoir diminuer votre consommation de sel, essayez de limiter la quantité d'aliments de restaurant et d'aliments transformés, et ajoutez plutôt des épices de rechange lorsque vous cuisinez des plats. Préparez vous-même les aliments avec des ingrédients frais.

De plus, boire beaucoup de liquide aide votre rein à éliminer l'urée, le sodium et même les autres toxines de votre corps. Il en résulte une réduction radicale du risque de complications rénales chroniques. Un excès de liquide peut également être nocif, alors assurez-vous de consommer le niveau de liquide quotidiennement adéquat, selon plusieurs facteurs comme votre exercice, votre autre état de santé, votre sexe, le climat, l'allaitement et/ou la grossesse.

Améliorer votre qualité de vie et augmenter la durée de vie

Il y a environ 1000 personnes qui meurent chaque année d'hypertension artérielle aux États-Unis. 50 % meurent de maladies cardiaques, d'insuffisance cardiaque et 40 % meurent de diabète. L'hypertension artérielle est également un risque majeur de décès fœtal et maternel pendant la grossesse, d'insuffisance rénale et de démence. En abaissant votre tension artérielle à un niveau moyen, vous avez 25 % moins de risques de mourir de complications de cette maladie, principalement des maladies cardiovasculaires.

Réduction des dépenses de poche

Lorsque vous réduisez et maintenez une tension artérielle saine, vous économiser également de l'argent. En effet, l'hypertension artérielle coûte près de 50 milliards de dollars par année. Vous économisez non seulement de l'argent, mais aussi du temps que vous pourriez passer à l'hôpital. Vous pourrez éviter les médicaments d'entretien, la dialyse, les traitements et les horaires. Cela vous donne plus de chance de vous concentrer sur l'utilisation de cet argent pour une meilleure utilisation et d'autres investissements.

Les investissements dans la prévention permettent de réaliser des économies

La réduction et le maintien d'une tension artérielle saine permettent de réaliser des économies en améliorant l'alimentation et l'activité physique. Il vous permet également de faire des choix sains.

Il n'y a qu'environ 52 % des gens, principalement des adultes, qui contrôlent leur tension artérielle. Vous pouvez commencer à gérer votre tension artérielle dès aujourd'hui en apportant de petits changements dans votre vie quotidienne, y compris dans votre façon de vous alimenter.

CHAPITRE 3 : LES SUPER ALIMENTS NATURELS À CONSOMMER EN CAS D'HYPERTENSION ARTÉRIELLE

Des changements dans l'alimentation peuvent faire baisser la tension artérielle de façon significative. Il existe des aliments efficaces qui peuvent réduire la tension artérielle, à la fois instantanément et à long terme. Un changement de régime alimentaire entraîne une réduction de quelques points en seulement deux semaines. Avec le temps, le chiffre le plus élevé de votre tension artérielle pourrait baisser de 8 à 14 points, ce qui entraînerait une différence importante dans vos risques pour la santé.

1. **Banane :** La banane contient beaucoup de potassium, un minéral qui joue un rôle essentiel dans le maintien de la tension artérielle. Le potassium réduit les effets du sodium, ce qui entraîne une diminution de la tension dans les parois des vaisseaux sanguins. Manger des aliments riches en potassium est préférable à la prise de suppléments. Mettez une banane tranchée dans votre gruau ou vos céréales pour un ajout riche en potassium. Vous pouvez également en choisir un pour accompagner un œuf à la coque pour un petit déjeuner ou une collation rapide.

2. **Du gruau :** Le gruau d'avoine est un moyen efficace de réduire votre tension artérielle, car il contient peu

de sodium, peu de gras et beaucoup de fibres. Manger du gruau pour le petit déjeuner est une excellente façon d'alimenter votre journée. Laisser reposer l'avoine au réfrigérateur, pendant plusieurs heures (la nuit par exemple, pour le consommer le lendemain matin lors du petit déjeuner) est aussi une excellente option pour le petit déjeuner. Faites tremper ½ tasse de flocons d'avoine et ½ tasse de lait de noix dans un bocal. Vous pouvez les manger le matin et y ajouter de la cannelle, des baies et du granola au goût. De plus, la fibre peut vous aider à maintenir un poids santé et à prévenir l'obésité, qui est un facteur de risque d'hypertension artérielle.

4. **Graine de lin :** Vous pouvez également incorporer un peu de lin à votre gruau du matin ou à votre smoothie préféré. Les graines de lin sont une excellente source de fibres et d'acides gras oméga-3, qui réduisent principalement l'inflammation dans tout le corps. Il aide à améliorer la santé de votre cœur et de votre système circulatoire. Les oméga-3 ont un effet significatif sur la baisse de la tension artérielle diastolique et systolique.

5. **Des baies :** Les fraises et les bleuets contiennent des composés antioxydants appelés anthocyanines - un type de flavonoïde. La consommation de ces composés a un impact important sur la prévention de l'hypertension artérielle. D'autre part, outre les flavonoïdes, les baies sont également riches en fibres et chargées de resvératrol, qui est également utile pour la réduction de la tension artérielle. Ce qui est bien, c'est qu'il est facile à ajouter à votre régime. Vous pouvez les mettre dans votre granola, dans vos céréales le matin, ou garder des petits fruits congelés à portée de main pour un dessert santé.

6. **Oignon :** Il n'est peut-être pas adapté à votre respiration, mais il est imbattable lorsqu'il s'agit de faire baisser la tension artérielle. En effet, l'oignon est une excellente source de quercétine, et il s'est avéré efficace pour réduire la pression artérielle chez les personnes obèses et en surpoids. Vous pouvez essayer de rendre vos oignons moins piquants en les faisant sauter dans de l'huile d'olive pour une saveur plus sucrée ou des acides gras oméga-

7. **De l'huile d'olive :** L'huile d'olive est un exemple de graisse saine, qui contient des polyphénols. Elle aide à abaisser la tension artérielle parce qu'il s'agit d'un composé qui combat l'inflammation. Elle aide spécifiquement les patients âgés qui ont une tension artérielle systolique. De plus, elle peut répondre à vos 2 ou 3 portions quotidiennes de gras dans le cadre d'un régime à haute pression sanguine. C'est aussi une excellente alternative au beurre, à l'huile de canola ou à la vinaigrette commerciale.

8. **Du chocolat noir :** Manger du chocolat noir aide à réduire le risque de maladies cardiovasculaires. Il contient plus de 60 % de solides de cacao et moins de sucre que le chocolat ordinaire. Il est riche en antioxydants appelés flavanols, un composé qui aide les vaisseaux sanguins à être plus élastiques. Il en résultera une amélioration de la circulation sanguine vers le cœur et le cerveau, ce qui rendra les plaquettes sanguines moins collantes. Il réduit également le risque de maladie cardiaque. Vous pouvez le manger avec des fruits comme les framboises, les fraises ou les bleuets comme dessert santé, ou l'ajouter à votre yogourt. Tenez-vous à une once de chocolat noir par jour et assurez-vous qu'il contient de 60 à 70 % de cacao.

9. **Des grenades :** Ce fruit est bel et bien petit, mais il a beaucoup de composés nutritionnels. Le jus de la graine est riche en polyphénols, un antioxydant qui présente à lui seul de nombreux avantages. Les grenades aident à la prévention du cancer. Le jus de grenade a un effet significatif sur la réduction de la tension artérielle systolique et diastolique au fil du temps, même lorsqu'il est consommé en petites quantités. Le jus peut être savoureux avec un petit déjeuner sain. Assurez-vous de vérifier la teneur en sucre des jus achetés en magasin, car les sucres ajoutés peuvent annuler les bienfaits pour la santé. Ou vous pouvez aussi la manger en entier.

10. **Des pistaches :** La pistache est une noix saine qui aide à réduire l'hypertension. L'inclusion de cette noix dans un régime alimentaire à teneur modérée en matières grasses peut faire baisser la tension artérielle en période de stress. Cela aide le cerveau à rester vif, car l'un des composés dans les noix réduit l'étanchéité du vaisseau sanguin. Vous pouvez incorporer les pistaches dans votre alimentation en les ajoutant aux sauces au pesto, aux croûtes et aux salades, ou vous pouvez les manger seuls.

11. **Pastèque :** Elle constitue une bonne source de lycopène et de vitamine C, laquelle contribue grandement à abaisser la tension artérielle. De plus, elle contient un acide aminé appelé citrulline, qui aide à contrôler et à maintenir la tension artérielle. La citrulline aide l'organisme à produire de l'oxyde nitrique - un gaz qui détend les vaisseaux sanguins et favorise la souplesse des artères, en particulier au niveau des chevilles et des bras. Ces effets aident à la circulation sanguine. Et a un impact élevé sur les personnes en surpoids à la fois pour gérer la pression artérielle et le stress. Pour améliorer la

consommation de pastèque, ajoutez-la à des smoothies et des salades, ou dégustez-la dans une soupe froide à la pastèque, ou encore seule après le déjeuner ou comme collation.

12. **Chou frisé :** Il contient du bêta-carotène, de la quercétine et de la vitamine C, qui a été efficace pour réduire naturellement la tension artérielle. Il contient également du magnésium et du potassium, qui sont des minéraux essentiels pour contrôler la tension artérielle. Un régime riche en potassium aide l'organisme à éliminer plus efficacement l'excès de sodium (qui peut faire augmenter la tension artérielle). D'autre part, le magnésium aide à favoriser une bonne circulation sanguine. Pour consommer une dose quotidienne de ce légume vert, vous pouvez l'incorporer dans des ragoûts et des caris, ou mettre au four un lot de chou frisé pour en faire des croustilles.

13. **Du lait écrémé :** Un verre de lait fournit un excellent service de vitamine D et de calcium, qui sont des nutriments essentiels pour abaisser la tension artérielle de 3 à 10 %. Ces pourcentages peuvent ne pas sembler impressionnants, mais ils pourraient se traduire par une réduction de 15 % du risque de crise cardiaque. Un apport alimentaire plus élevé en calcium aide à abaisser la tension artérielle diastolique et systolique. Essayez d'incorporer des éclats d'amandes, des fruits et du granola dans votre yogourt pour obtenir des bienfaits supplémentaires pour la santé du cœur.

14. **Pomme :** Une pomme par jour éloigne en effet le médecin, surtout pour les personnes qui souffrent d'hypertension artérielle. En plus des 4,5 grammes de fibres qui font baisser la tension artérielle, la

pomme contient également de la quercétine qui est un remède antihypertenseur utile. C'est une excellente alternative au kiwi.

15. **Kiwi :** C'est un autre fruit qui a un effet positif sur l'abaissement de la tension artérielle. Manger trois kiwis par jour pendant huit semaines à un résultat positif sur la baisse de la tension artérielle. Le kiwi contient également de la vitamine C, qui abaisse la tension artérielle. Vous pouvez ajouter ce fruit à votre déjeuner ou à vos smoothies.

16. **De l'ail :** L'ail est un aliment antifongique et antibiotique naturel et contient un ingrédient actif principal appelé allicine, qui a d'autres avantages pour la santé. L'ail améliore la production d'oxyde nitrique, détend les muscles lisses et dilate les vaisseaux sanguins. Ces changements sont utiles pour réduire les niveaux de tension artérielle. Il peut réduire la tension artérielle diastolique et systolique chez les personnes hypertendues. De plus, l'ail rehausse la saveur de nombreux repas savoureux, y compris les omelettes, les sautés et les soupes. Il n'est donc pas difficile de l'ajouter à votre régime. Vous pouvez utiliser de l'ail au lieu du sel pour promouvoir davantage les bienfaits pour la santé du cœur.

17. **Saumon (et autres poissons contenant des acides gras oméga-3** : Bien que les aliments gras puissent sembler ne pas avoir leur place dans un plan de repas visant à abaisser la tension artérielle, le saumon en particulier constitue une exception majeure à cette règle. En effet, le saumon est rempli d'acides gras oméga-3 sains pour le cœur, ce qui aide

à réduire l'inflammation et, par conséquent, le risque de maladie cardiaque. Cela permet de ramener la tension artérielle à un niveau sain. La supplémentation de votre corps en oméga-3 réduit la pression artérielle également chez les patients âgés et les patients souffrant d'hypertension. Ce qui est bien, c'est qu'il est facile à cuisiner. Placer un filet de saumon dans un papier parchemin et assaisonner avec du citron, des herbes et de l'huile d'olive. Cuire le poisson dans un four préchauffé à 450 degrés F pendant 12 à 15 minutes.

18. **Abricots** : Réduisez votre risque de maladie chronique et contrôlez votre tension artérielle en faisant des abricots un aliment de base dans votre alimentation. L'abricot est chargé de carotène, qui est l'un des nutriments essentiels à une tension artérielle plus saine. Il fournit également des fibres qui ont un effet important sur la réduction de la pression artérielle. Vous pouvez en mettre dans votre salade préférée ou manger des abricots secs comme collation. Il peut même être ajouté à votre smoothie.

19. **Œuf** : Bien que l'œuf ait eu une mauvaise réputation dans le passé en raison de son contenu en cholestérol, les protéines qu'il contient aident à améliorer le taux de cholestérol et la tension artérielle tout en vous gardant satisfait. Une alimentation riche en protéines ne contribue pas seulement à réduire naturellement la pression artérielle, mais favorise également la perte de poids. Assurez-vous simplement de ne pas ajouter de mauvais condiments à votre petit déjeuner à base d'œufs afin d'éviter la destruction des bienfaits pour la santé. La teneur élevée en sel dans la sauce piquante et en sucre dans le ketchup peut diminuer

les effets de l'œuf dans la réduction de la tension artérielle.

20. **Épinards** : Intégrer les épinards à votre programme d'abaissement de la tension artérielle est un excellent choix, car ils contiennent du magnésium et du potassium qui permettent de contrôler la tension artérielle à un niveau raisonnable. Il contient également du bêta-carotène, de la vitamine C et des fibres, qui sont utiles pour abaisser la tension artérielle. C'est une alternative pour vos autres options végétariennes comme le chou frisé. Vous pouvez mélanger ce légume avec du lait de noix et de la banane pour obtenir un jus vert sain et sucré.

21. **Tomate** : Un peu de tomate dans votre régime hypotenseur est utile. Outre la teneur élevée en quercétine et en vitamine C, elle contient également du lycopène, dont l'importance est liée à la baisse de la tension artérielle. N'essayez tout simplement pas d'obtenir votre dose de tomate à partir d'une sauce tomate en bouteille de ketchup parce qu'elle contient une combinaison de sel et de sucre dans la plupart des recettes, ce qui entraîne une augmentation de la glycémie et de la tension artérielle.

22. **Des haricots de Lima** : Ce n'est peut-être pas une option tentante pour les enfants, mais elle présente un excellent avantage pour les personnes qui veulent abaisser leur tension artérielle en raison de son contenu anti-inflammatoire. Ils sont également excellents pour perdre du poids.

23. **Patate douce** : La patate douce aide non seulement à réduire la tension artérielle, mais elle aide aussi à perdre du poids. Elle contient de l'amidon résistant à

l'hypertension et de la vitamine C, ainsi que du bêta-carotène. Vous pouvez déguster des frites de patate douce cuites au four comme collation.

24. **Brocoli** : Une tasse de brocoli fournit 14 % de potassium, 8 % de magnésium et 6 % de calcium nécessaires pour réduire la tension artérielle. C'est une source populaire d'un phytonutriment appelé glucosinolates, qui aide à combattre le cancer. Vous pouvez remplacer nombreuses entrées et accompagnements cuits par le brocoli congelé.

25. **Yogourt nature sans gras** : Une tasse de yogourt nature sans gras contient 12 % de magnésium, 18 % de potassium et 49 % de calcium dont vous avez besoin pour une dose quotidienne afin de réduire la tension artérielle. Le yogourt frais et crémeux est un excellent ingrédient dans les petits déjeuners riches en minéraux, dans les vinaigrettes et les sauces, et même dans les entrées. Il existe des yogourts, qui sont riches en calcium, mais peu importe le type que vous achetez, assurez-vous de vous en tenir aux variétés à faible teneur en sucre et sans arôme.

26. **Poivron** : Une tasse de poivron cru contient 9 % de potassium, 4 % de magnésium et 1 % de calcium, ce dont vous avez besoin pour une dose quotidienne d'un régime alimentaire qui abaisse la tension artérielle. Vous pouvez conserver les poivrons rouges au réfrigérateur jusqu'à 10 jours. Un conseil est de les conserver enveloppés dans une serviette en papier légèrement humide pour éviter qu'ils ne sèchent. Vous pouvez congeler les surplus pour les utiliser plus tard dans les plats cuisinés.

27. **Thé à l'hibiscus** : La consommation de trois portions de thé d'hibiscus par jour pendant six

semaines a un effet significatif sur la baisse de la tension artérielle, car il est rempli d'un niveau élevé d'antioxydants. Vous pouvez en boire un le matin, pendant les collations, et avant de dormir, ou lorsque vous travaillez.

28. **Avocat :** La moitié de l'avocat contient 10% de potassium, 5% de magnésium et 1% de calcium, qui sont tous nécessaires pour réduire la tension artérielle. En plus des graisses mono-insaturées saines pour le cœur et des minéraux apaisant la pression, il contient également des caroténoïdes bénéfiques pour la santé. Même la chair vert foncé juste sous la peau croustillante de l'avocat contient de grandes quantités de ces composés qui combattent les maladies. Faites-le en smoothie ou nature pendant les collations.

29. **Quinoa :** Le quinoa cuit contient 15 % de magnésium, 4,5 % de potassium et 1,5 % de calcium. Ce grain entier à haute teneur en protéines a une saveur douce de noisette, qui contient de nombreux phytonutriments bénéfiques pour la santé, en plus d'une grande quantité de magnésium. Vous pouvez le faire cuire la moitié du temps qu'il faut pour faire du riz brun. De plus, il est sans gluten, ce qui en fait une excellente option si vous avez la maladie coeliaque ou si vous êtes intolérant au gluten. Les options largement disponibles de quinoa sont la couleur beige doré, mais des options noires et rouges sont également disponibles et valent la peine d'être essayées pour votre régime de réduction de la pression artérielle.

30. **Betterave :** Boire du jus de betterave aide à réduire la tension artérielle à court et à long terme. Buvez 250 millilitres (environ 1 tasse) de jus de betterave

par jour pendant quatre semaines pour un effet significatif. Vous pouvez aussi ajouter des betteraves à vos salades préférées, ou les préparer comme plat d'accompagnement sain.

31. **Nourriture fermentée** : Les aliments fermentés sont riches en probiotiques, une bactérie utile qui joue un rôle essentiel dans le maintien de la santé intestinale. La consommation de probiotiques a un effet modeste sur l'hypertension artérielle. Pour obtenir de meilleurs résultats sur le maintien d'une tension artérielle saine, consommez régulièrement des probiotiques pendant plus de huit semaines et de multiples espèces de bactéries probiotiques. Parmi les aliments fermentés utiles à manger, on retrouve le miso, le vinaigre de cidre de pomme, le kimchi, le yogourt naturel, le tempeh et le kombucha.

Une alimentation et un mode de vie saine sont d'une grande aide pour réduire le risque d'hypertension artérielle. Les intégrer dans un régime alimentaire équilibré et pratiquer une activité physique adéquate permet de contrôler la pression artérielle et d'améliorer l'état de santé général.

CHAPITRE 4 : CE QU'IL NE FAUT PAS MANGER QUAND VOUS AVEZ DE L'HYPERTENSION ARTÉRIELLE

Vous devez être conscient des aliments qui ont un effet négatif sur votre tension artérielle. Nombreuses activités en famille et entre amis incluant la consommation d'alcool et la nourriture , qui peuvent influencer de mauvais choix nutritionnels. Il est donc important de savoir et de comprendre quels sont les aliments à éviter.

1. **L'alcool :** La consommation d'alcool peut réduire les risques de maladies cardiaques, mais seulement si consommé dans les quantités recommandées et avec modération. Une consommation excessive d'alcool peut entraîner une prise de poids à long terme et une déshydratation initiale, qui ont toutes deux un effet conséquent sur l'augmentation de la tension artérielle.

2. **Du café :** Les boissons qui contiennent de la caféine, comme le café, peuvent provoquer une augmentation essentielle de votre tension artérielle, et c'est terrible pour le cœur. De plus, il peut causer une baisse de la libido. Les boissons caféinées font en sorte que les glandes surrénales libèrent un excès d'adrénaline et

de cortisol, des substances qui provoquent généralement une autre augmentation de la tension artérielle.

3. **Des boissons gazeuses :** Les boissons gazeuses sont remplies de calories et de sucre. Une boisson gazeuse de 12 oz contient 39 grammes de sucre ou l'équivalent de neuf cuillères à thé de sucre pur. Cette quantité est la quantité de sucre recommandée pour les hommes, mais elle correspond à la quantité totale à consommer au quotidien. D'autre part, les femmes n'ont besoin que des 2/3 de la quantité totale indiquée, ce qui signifie qu'elle a déjà dépassé l'apport maximal en sucre recommandé quotidiennement.

4. **De la soupe en boîte :** La soupe en conserve est facile à préparer, surtout lorsque vous ne vous sentez pas bien ou lorsque vous êtes pressé. Mais les soupes en conserve contiennent beaucoup de sodium, et les ingrédients qu'elles contiennent, comme les aliments et les bouillons, peuvent être mauvais pour la tension artérielle. Il y a les soupes Evens, qui contiennent plus ou moins 900 mg de sodium dans chaque demi-tasse. Cela signifie que si vous mangez la boîte de soupe en entier, vous consommez plus de 2000 mg de sodium. La meilleure option est d'opter pour des soupes réduites et/ou à faible teneur en sodium, ou vous pouvez préparer votre propre soupe avec une recette à faible teneur en sodium pour garder le sel sous contrôle.

5. **Du sel :** Le sel est l'un des ingrédients les plus problématiques pour les personnes souffrant

d'hypertension artérielle. Bien qu'il soit difficile de l'éviter, il est conseillé de ne pas en consommer beaucoup. Nous aimons tous ajouter du sel dans nos aliments parce que c'est la façon la plus facile de modifier ou d'améliorer le profil de saveur de tout plat. Il peut également être difficile de savoir si vos aliments contiennent beaucoup de sel. S'il est difficile de couper la quantité de sel dans vos plats, vous pouvez simplement vous concentrer sur les autres ingrédients qui ont un impact plus important sur le goût de votre plat.

6. **Le sucre :** La consommation excessive de sucre a été liée à de nombreux cas de prise de poids et d'obésité. Non seulement cela, mais le sucre est également lié à l'hypertension artérielle. Le sucre et tous les autres aliments et boissons sucrés ont un impact vital sur l'obésité pour les personnes de tout âge. Ainsi, l'augmentation de la pression artérielle est plus fréquente chez les personnes obèses et/ou en surpoids.

7. **Sauces et condiments :** Lorsqu'on vous a conseillé de réduire votre consommation de sel, vous êtes plus susceptible d'utiliser d'autres condiments à la place, comme la sauce soya, les vinaigrettes, la sauce à bifteck et/ou la sauce barbecue. Cependant, si vous regardez les ingrédients des sauces et des condiments, vous verrez qu'ils contiennent beaucoup de sel. Même les sauces blanches et rouges de certains plats italiens contiennent beaucoup de sel, et cela inclut également la sauce. Par contre, pour éviter ces sels cachés, vous pouvez utiliser des mélanges d'épices qui n'utilisent pas de sel à la place. Il s'agit notamment d'utiliser la cannelle, le basilic et le gingembre pour le pain, les collations, les salades ou les légumes. Vous pouvez aussi utiliser de la poudre

de Chili, des graines d'aneth et de l'herbe, du persil et du romarin pour les poissons et les viandes ; du thym, de la sauge et de la marjolaine pour le poulet.

8. **Des bonbons : Les** bonbons contiennent beaucoup de sucre et de calories, ce qui augmente énormément votre taux de sucre. Évitez les barres de chocolat et autres sucreries. Optez plutôt pour des fruits naturellement sucrés, car ils sont également riches en potassium et en fibres - un élément important pour prévenir et réduire la tension artérielle.

9. **Fromage:** Le fromage contient beaucoup de sel. Un fromage typique contient plus ou moins 500 mg de sodium par portion. Par conséquent, la prochaine fois que vous déciderez d'acheter du fromage, gardez ces chiffres à l'esprit et choisissez une option à faible teneur en sodium, choisissez un mozzarella frais de 175 mg de sodium par once ou un fromage suisse à moins de 60 mg par once.

10. **Du lait entier :** Le lait est une bonne source de calcium, mais le lait entier a une teneur élevée en matières grasses laitières, ce qui fournit plus de matières grasses que ce dont vous avez besoin. Une portion de tasse de lait entier contient plus ou moins 8 grammes de gras, dont environ 5 grammes de gras saturés. Dans ce cas, les gras saturés sont pires que les autres types de gras et sont associés aux maladies du cœur. Pour une alternative, vous pouvez prendre du lait écrémé ou essayer d'utiliser du lait 1 ou 2 % seulement.

11. **Des tartes surgelées :** Une seule portion de tarte à la marmite contient plus ou moins 1400 mg de sodium et 35 g de matières grasses. Dans cette

optique, vous prenez déjà 50 % de plus de la quantité recommandée par jour pour les deux, et ce, en une seule portion. Le gras dans les pâtés en croûte congelés comprend aussi des gras trans, qu'il faut éliminer de votre alimentation. Vous devez dire non aux repas congelés préemballés à partir de maintenant.

12. **Du bacon :** Le bacon est surtout gras, et trois tranches de bacon font déjà 4,5 grammes de gras, ainsi que 300 mg de sodium. Il est généralement pris au petit déjeuner, mais les gens prennent habituellement plus de trois tranches de bacon. Le bacon dans les sandwiches est aussi plus de trois tranches. Il peut être difficile d'être un amateur de viande de nos jours, mais il est essentiel d'opter plutôt pour des choix sains.

13. **De la viande rouge :** Une portion d'un steak de la taille du Texas contient déjà plus de mille calories et n'oubliez pas que les aliments gras sont mauvais pour les vaisseaux sanguins et le cœur. Il contient même 1500mg de sodium et 80g de graisse. Vous pouvez toujours opter pour la viande rouge, mais assurez-vous de faire un plan d'alimentation saine avec une petite quantité afin de pouvoir vérifier la quantité recommandée à prendre.

14. **La charcuterie :** Les viandes transformées pour le lunch et les charcuteries pour le sandwich sont un piège pour un apport excessif en sodium. C'est parce que la viande de charcuterie est déjà assaisonnée, séchée et conservée avec du sel pour qu'elle dure plus longtemps. Un service de 2 onces du sandwich avec de la charcuterie pour le dîner pourrait fournir plus ou moins 600 mg de sodium. À part cela, avec du fromage, du pain, des cornichons et quelques

condiments supplémentaires, un simple sandwich n'est plus une bonne option.

15. **Des pâtisseries :** Les aliments cuits au four sont souvent saupoudrés et recouverts de glaçage coloré, ce qui est très attirant, mais ces ingrédients sont remplis de sucre, de graisses saturées salées et même de sodium. La surconsommation d'aliments cuits au four comme les biscuits, les pâtisseries et les gâteaux peut entraîner une prise de poids malsaine et l'obésité, ce qui peut entraîner un problème de tension artérielle dans le futur.

16. **Des Beignes:** Les beignes que vous aimez sont l'un des aliments numéro un à éviter lorsque vous souffrez d'hypertension. Cette collation est pire que beaucoup d'autres collations que vous pouvez manger, en raison des 54% de glucides et 42% de matières grasses qu'elle contient, plus ou moins 300 calories pour chaque pâte en forme d'anneau. De plus, comme la cuisson des beignes se fait par la friture, ils contiennent aussi des gras trans et saturés, et ceux-ci sont plus nombreux que les barres de chocolat et le beurre d'arachide. Éviter les beignes est aussi plus sain pour votre cœur.

17. **Des cornichons :** Cette collation faible en calories est un excellent complément à votre salade et à votre sandwich, mais elle n'est pas recommandée aux personnes diabétiques parce qu'elle est remplie de sodium. Trois cornichons moyens peuvent contenir plus ou moins 2500mg de sodium, ce qui est plus que l'apport en sodium recommandé de 2300mg pour toute la journée.

18. **Des nouilles : Les** tasses de nouilles et autres repas de nouilles préemballées sont des choix populaires

parmi les étudiants universitaires et autres adultes paresseux. Cependant, ce choix de repas instantané n'est pas adapté au corps. Un paquet de nouilles ramen génériques fournit au corps environ 1600mg de sodium et 15g de graisse.

19. **Pizza surgelée :** C'est une autre option de dîner facile et abordable pour la plupart des gens. Cependant, les pizzas congelées sont très dommageables pour le corps en raison de la teneur en sodium qu'elles fournissent. La combinaison de la viande séchée, de la croûte, du fromage et de la sauce tomate ajoute très rapidement la quantité de sodium. Le pire, c'est qu'il y a beaucoup de sel pour préserver toute cette saveur dans le congélateur. Un service de cet aliment peut contenir jusqu'à mille milligrammes de sodium.

20. **De la nourriture chinoise à emporter :** La plupart des aliments chinois ont une teneur en sodium qui vaut les deux jours de consommation. Par exemple, le bœuf au brocoli est rempli de 3000 mg de sel et les ingrédients de la cuisson du plat (comme la sauce teriyaki et/ou la sauce soja) sont remplis d'environ 1000 mg de sel en une seule cuillerée à soupe. L'huile utilisée pour mélanger le brocoli et le boeuf ajoute également à la quantité. C'est la raison pour laquelle même les légumes sautés chinois ont l'air très brillants.

Si vous avez découvert que vous faites de l'hypertension, le fait d'éviter ces options alimentaires peut vous aider à prévenir ou à abaisser votre tension artérielle. Manger en tenant compte de votre hypertension ne signifie pas que vous

vous privez. Il s'agit de manger intelligemment et de faire des choix sains pour votre corps.

CHAPITRE 5 : SOLUTION CONTRE L'HYPERTENSION ET LA PERTE DE POIDS - QUELLE EST LA DIFFÉRENCE?

Une alimentation saine et un régime alimentaire approprié sont les meilleures solutions pour prévenir et contrôler les problèmes de santé comme le diabète, les maladies cardiaques, certains types de cancer et l'hypertension artérielle. Cependant, le régime de perte de poids et le régime de solution contre l'hypertension sont-ils les mêmes ? Eh bien, ils sont en corrélation les uns avec les autres parce que le surpoids est un facteur de risque du diabète. La différence est qu'un régime de perte de poids peut être utilisé ou aide à réduire le niveau de pression artérielle, mais tous les aliments de régime de solution d'hypertension ne sont pas nécessaires pour la perte de poids. Vous pouvez réduire ou prévenir votre risque d'hypertension artérielle en perdant du poids. Même les petites quantités de perte de poids peuvent faire une énorme différence dans le traitement de l'hypertension artérielle.

Les calories contenues dans votre nourriture et vos boissons fournissent la quantité d'énergie nécessaire au corps, mais si vous absorbez plus de calories que la quantité maximale dont votre corps a besoin, il va stocker ces énergies excédentaires sous forme de graisse. D'autre part, si vous prenez moins de calories que ce qui est nécessaire pour le corps, il brûlera les graisses stockées par votre corps pour combler la différence. La meilleure façon de perdre du poids à un niveau moyen est d'apporter de petits changements à vos habitudes alimentaires, ainsi qu'aux activités que vous pouvez garder. La façon la plus simple de perdre du poids est de réduire l'apport calorique, car il faut beaucoup d'efforts pour brûler le même nombre de calories par d'autres activités.

Par exemple, vous buvez habituellement un grand latte avec un bâtonnet de chocolat ou du lait entier ; il contient 220 calories, et aucun de ces deux produits ne prend plus de temps à boire ou à manger. Cependant, il faut marcher plus d'une heure ou faire du vélo pendant 50 minutes pour brûler ces 220 calories. Manger des aliments ou des boissons contenant trop de gras ou beaucoup de sucre ajouté peut entraîner une prise de poids et rendre la perte de poids plus difficile. En faisant des choix plus sains, il n'est pas nécessaire de manger moins. Vous pouvez aussi échanger d'autres aliments avec des aliments plus sains, et cela fera une réelle différence dans l'atteinte d'un poids santé, et donc d'une tension artérielle saine. Il existe des boissons à haute teneur en sucre, et vous pouvez les remplacer par de l'eau ou d'autres versions sans sucre pour économiser des calories inutiles.

Maximiser les protéines

Les protéines sont le nutriment essentiel pour perdre du poids et pour un corps plus beau. La prise d'aliments à haute teneur en protéines réduit l'appétit, améliore le métabolisme et modifie les hormones de régulation du poids. Une bonne base de référence pour ceux qui font aussi de l'exercice modérément est de prendre autour de ½ à ¾ grammes de protéines par livre de poids corporel. Par exemple, si vous pesez 70 kg, votre régime pour perdre du poids consiste à prendre seulement 90 à 150 grammes de protéines par jour. Il est utile et pratique non seulement pour perdre de la graisse, mais aussi pour perdre du muscle.

Dans une protéine de 30 grammes, vous pouvez prendre 7 onces de yogourt grec nature, ¾ tasse de fromage cottage et 3 onces de dinde, de bœuf maigre, de poisson ou de dinde. Vous pouvez également obtenir des protéines de haute qualité à partir de légumes et de certains autres aliments d'origine végétale comme les noix, les grains entiers, le tofu et les légumineuses. Ce sont toutes des options de veto par rapport à la consommation de viandes transformées. Incluez des protéines dans chaque repas, car elles vous aident également à vous sentir plus rassasié sur une période plus longue. Mais choisissez des protéines qui ne contiennent pas de matières grasses. Le poisson, la viande blanche sans peau et les œufs sont des exemples d'aliments faibles en gras et riches en protéines.

Choisir la fibre

Les fibres sont un autre élément nutritif pour la perte de poids qui est généralement négligé. Un régime alimentaire riche en fibres a plusieurs avantages pour la perte de poids et, par conséquent, contribue de façon significative à la baisse de la tension artérielle. Bien qu'il s'agisse d'un glucide, il ne peut pas être digéré facilement ; cela signifie qu'il ajoute du volume pour que vous vous sentiez plus rassasié après le repas sans pour autant augmenter vos calories ou votre glycémie. Vous pourrez manger et apprécier une portion plus importante d'aliments à haute teneur en fibres tout en gardant le contrôle de vos calories.

Ce nutriment ne provient que des plantes, alors assurez-vous d'inclure des aliments à base de plantes dans votre alimentation. Ce qui est bien, c'est que ces types de sources alimentaires contiennent également d'autres nutriments comme des antioxydants, des phytonutriments et des vitamines qui peuvent améliorer votre santé. Les fibres se trouvent principalement dans les graines, les membranes des plantes et la peau. Les jus ont généralement une faible teneur en fibres, et le fait de peler les aliments riches en fibres élimine le précieux nutriment fibreux.

Les mûres ou les framboises contiennent 8 grammes de fibres, ce qui en fait l'aliment le plus dense en fibres à consommer pour perdre du poids. Vous pouvez les grignoter ou les ajouter à votre bol de yogourt. D'autres fruits à haute teneur en fibres comprennent les goyaves, les graines de grenade et le fruit de la passion. Les fruits secs comme les dattes, les figues et les raisins secs constituent un autre excellent ajout de fibres, mais il faut tenir compte des portions, car bien que ces fruits aient une teneur élevée en fibres, ils sont également remplis de sucre.

Les légumes colorés sont également riches en fibres, et ce sont des aliments très satisfaisants sans fournir autant de calories. Les betteraves, les choux de Bruxelles, les panais et les carottes en sont des exemples. Vous pouvez aussi inclure des légumes comme des épinards, des poivrons verts et des oignons dans votre déjeuner lorsque vous faites cuire des œufs.

Limiter la portion

Bien que vous connaissiez déjà les principaux nutriments à consommer pour perdre du poids (pour faire baisser la tension artérielle), vous devez savoir quelle quantité vous allez manger. Même si vous mangez des aliments sains ou les bons aliments, si vous mangez trop, vous prenez quand même du poids.

Pour contrôler vos portions, il est conseillé de prendre votre temps au cours d'un repas. Vous saurez quand vous avez assez mangé et quand vous arrêtez avant de vous sentir mal à l'aise. Lors de la cuisson, pesez votre riz et vos pâtes et respectez les portions recommandées. Un autre conseil utile est d'utiliser des assiettes et des bols plus petits, et d'ajouter simplement une salade d'accompagnement et des légumes dans votre assiette pour qu'elle ne paraisse pas vide.

Soyez réaliste

Fixez-vous un objectif réaliste pour votre perte de poids. Vous pouvez vous fixer comme objectif de perdre environ 5 à 10 % de votre poids total en l'espace de 3 à 6 mois. C'est déjà un bon progrès si vous parvenez à perdre environ 0,5 à 1 kg par semaine. Il n'est pas nécessaire d'atteindre votre poids idéal IMC pour voir les progrès et les résultats. Atteindre l'IMC idéal est définitivement génial, mais cela vous met de la pression et vous procure quand même d'excellents avantages lorsque vous pouvez perdre de 5 à 10 % de votre poids total.

Notez la nourriture que vous mangez et pourquoi vous le faite. Notez l'apport en nutriments que vous avez pour un aliment particulier. Vous pouvez également noter si vous sautez le petit déjeuner, mais que vous avez mangé une grande partie du déjeuner. Noter ces choses, c'est comme si vous teniez un journal alimentaire, et cela vous aide à vous fixer des objectifs.

Choisir le blé entier au lieu d'amidons transformés

Les personnes qui mangent du blé entier auront un meilleur taux métabolique au repos et des pertes fécales plus élevées que celles qui mangent des glucides transformés. Manger des grains entiers avec la même quantité de fibres vous aide à perdre plus ou moins une centaine de calories supplémentaires chaque jour que ceux qui consomment des glucides transformés.

Les calories supplémentaires que vous perdez en mangeant du blé entier sont équivalentes à une marche de 30 minutes.

Cela signifie que vous pourrez profiter d'un nouveau petit cookie par jour. D'autre part, il faut éviter les féculents de couleur blanche prédominante, comme les pommes de terre, le riz, le pain blanc ou les pâtes. De plus, le blé entier fournit une valeur nutritive plus élevée et vous rend beaucoup plus rassasié (utile pour vous empêcher de trop manger)

CHAPITRE 6 : PLAN DE REPAS EFFICACE POUR VOUS AIDER À RÉDUIRE ET À CONTRÔLER L'HYPERTENSION ARTÉRIELLE

Ce plan de repas est spécialement conçu pour vous faciliter la vie tout en vous apprenant ce qu'il faut et ne faut pas manger en cas d'hypertension artérielle. Il est simple à suivre pour les personnes occupées et les nombreuses portions, à condition de se préparer en avance. Les recettes ne sont pas trop compliquées, donc c'est très réaliste pour les personnes qui ne connaissent pas beaucoup la cuisine.

Jour 1

Petit déjeuner : 1 banane, un bol d'avoine avec du lait

Le déjeuner : Salade d'été avec vinaigrette balsamique

Ingrédients :

Pour la salade

- Œufs durs (2)
- Épi de maïs (1)
- Tomates cerises coupées en deux (1/2 tasse)
- Roquette (3 tasses)

- Fromage mozzarella frais ou fromage en grains (2 oz)

4. Vinaigrette
   - Ail haché (1 gousse)
   - Huile d'olive (3 cuillères à soupe)
   - Vinaigre balsamique (2 c. à soupe)
   - Poivre et sel (au goût, il faut juste faire attention à la quantité)

Les instructions :

1. Faites cuire l'épi de maïs à la vapeur pendant cinq à sept minutes. Coupez les noyaux. Mettez de côté.
2. Mélanger tous les ingrédients pour la vinaigrette et bien agiter.
3. Assemblez chaque salade en ajoutant 1 1/2 tasse de roquette dans chaque bol et en ajoutant la moitié de chacun des autres ingrédients.

Le dîner : Poulet aux pommes et aux pacanes (moins de bacon)

Ingrédients :

- Pomme râpée, bien tassée (1/4 tasse)
- Poitrines de poulet désossées et sans peau (1 livre)
- Pacanes, hachées (1/2 tasse)

- Houmous (3 cuillères à soupe)
- Bacon en dés (1 tranche) - en option

Les instructions :

1. Préchauffer le four à 200 degrés Celsius.
2. Mettez la pomme râpée dans un bol en papier. Pressez pour enlever l'excès d'humidité.
3. Mélanger le bacon, la pomme et le houmous dans une petite casserole.
4. Éponger le poulet avec un essuie-tout (ou vous pouvez le frotter légèrement avec de la farine pour l'enrober). Placer sur une plaque à pâtisserie.
5. Étendre le mélange de houmous sur le dessus du poulet pour l'enrober.
6. Garnir avec les pacanes et appuyer légèrement sur le houmous pour les aider à coller.
7. Cuire au four à 200 degrés Celsius pendant 20 minutes ou jusqu'à ce que le poulet soit bien cuit.

Collations (en tout temps) : Une poignée d'amandes grillées ou de noix de cajou nature.

Jour 2 :

Le petit déjeuner : œuf sur toast et sauce salsa

Ingrédients :

- Huile d'olive (1/4 de cuillère à café)
- Pain de blé entier, grillé (1 tranche)
- Œuf (1, gros)
- Salsa (2 c. à soupe)
- Sel et poivre casher
- Banane (1, moyenne)

Les instructions :

1. Faites griller le pain de blé entier.
2. Faites cuire l'œuf dans de l'huile d'olive ou recouvrez la poêle d'une fine couche d'aérosol de cuisson..
3. Assaisonner d'une pincée de sel et de poivre de chaque côté.
4. Garnir la toast avec l'œuf et la salsa.
5. Ajoutez une banane moyenne à votre petit déjeuner.

Le déjeuner : Salade de haricots blancs et de légumes

Ingrédients :

- Haricots blancs, rincés (1/3 tasse)

- Légumes de votre choix (3/4 tasse) - vous pouvez essayer les tomates et le concombre
- Verdure mélangée (2 tasses)
- Avocat en dés (1/2 tasse)
- Huile d'olive (2 cuillères à café)
- Vinaigre de vin rouge (1 cuillère à soupe)
- Poivre moulu

- ***Les instructions :***
    1. Mélanger tous les ingrédients.
    2. Ensuite, garnissez votre salade de deux cuillères à café d'huile d'olive, d'une cuillère à soupe de vinaigre de vin rouge et de poivre fraîchement moulu.

Le dîner : Saumon rôti à l'ail et choux de Bruxelles / Lentilles cuites

Ingrédients :

- Origan frais haché, divisé (2 c. à soupe)
- Huile d'olive extra vierge (1/4 tasse)
- Ail séparé (14 grosses gousses)
- Filet de saumon sauvage pelé et coupé en six portions (2 livres)
- Vin blanc, de préférence du Chardonnay (3/4 de tasse)
- Choux de Bruxelles, parés et tranchés (6 tasses)
- Quartiers de citron
- Poivre fraîchement moulu, divisé (3/4 c. à thé)
- Sel (1 c. à thé)

- ***Les instructions :***

    1. Préchauffer le four à 230 degrés Celsius.
    2. Émincer deux gousses d'ail et les mélanger avec l'huile dans un petit bol. Combiner avec ½ c. à table/ sel, 1 c. à table d'origan et ¼ c. à thé de poivre.
    3. Mettre 3 c. à soupe d'huile assaisonnée dans une grande rôtissoire.
    4. Couper le reste des gousses d'ail en petits morceaux et les mélanger avec les choux de Bruxelles. Rôtir pendant 15 minutes, en remuant une fois.
    5. Ajouter le vin au reste du mélange d'huile. Retirer le moule du four. Remuez les légumes et placez le saumon dessus. Puis, arroser avec le mélange de vin.
    6. Saupoudrer le reste de ½ c. à thé de poivre et de sel et 1 c. à table d'origan.
    7. Faites cuire jusqu'à ce que le saumon soit bien cuit. Cuire encore 5 à 10 minutes.
    8. Servir avec des quartiers de citron.

    Ajoutez à votre dîner ½ tasse de lentilles cuites assaisonnées d'une pincée de poivre et de sel.

Collations (en tout temps) : 1 orange moyenne ou ¾ tasse de bleuets

Jour 3

Le petit déjeuner :

- Café décaféiné
- Orange (1 moyenne)
- Lait sans gras (1 tasse)
- Bagel de blé entier (commercial) avec 2 c. à soupe de beurre d'arachide (sans sel)

Le déjeuner : Salade d'épinards

Ingrédients :

- Poire tranchée (1)
- Amandes effilées (1/3 tasse)
- Feuilles d'épinards frais (4 tasses)
- Quartiers de mandarines en conserve (1/2 tasse)
- Vinaigrette au vin rouge (2 c. à soupe)

Les instructions :

1. Mélanger tous les ingrédients dans un bol.

Ajoutez 1 tasse de lait sans gras à votre déjeuner et vous pouvez manger 12 craquelins de blé à faible teneur en sodium.

Le dîner :

- Riz brun pilaf aux légumes (1/2 tasse)

- Haricots verts frais, cuits à la vapeur (1/2 tasse)
- Morue cuite en croûte d'herbes, 3 oz cuite (et environ 4 oz crue)
- Baies fraîches avec de la menthe hachée (1 tasse)
- Tisane glacée aux herbes

Collations (en tout temps) : 4 gaufrettes à la vanille, 1 tasse de yogourt faible en calories et sans gras

Jour 4

Le petit déjeuner : Pouding crémeux au quinoa et au lait de coco

Ingrédients :

- Quinoa non cuit (blanc, rouge, tricolore), égoutté et rincé (3/4 de tasse)
- Sirop d'érable 100% pur (2 c. à soupe)
- Lait de coco léger (1 boîte/14 onces)
- Pâte de gousse de vanille ou extrait de vanille (1 cuillère à café)
- Pour la garniture : Bleuets frais et crème fouettée (1 c. à soupe)

Les instructions :

1. Dans une petite casserole, faire bouillir à feu vif le quinoa et le lait de coco.
2. Abaisser le feu à moyen-doux et ajouter la vanille et le sirop d'érable. Continuer à cuire pendant 30 minutes (en remuant de temps en temps) jusqu'à ce que le mélange soit crémeux et que le pouding ait une consistance légère.
3. Placez le mélange dans un bol au réfrigérateur pour qu'il refroidisse pendant plusieurs heures.
4. Servir autour de ½ à ¾ tasse de pudding dans un petit plat.
5. Garnir d'une poignée de bleuets frais et d'une cuillerée de crème fouettée.

6. Ajouter une cuillère à soupe de noix ou d'amandes si vous voulez, hachées.

Vous pouvez échanger le sirop d'érable contre du miel si vous n'en avez pas.

Le déjeuner : Choisissez votre favori / vos restes / vos sorties

Le dîner : Le bol nourrissant Bibimbap

Ingrédients :

- Riz brun (1/2 tasse)
- Carotte arc-en-ciel moyenne, pelée et coupée en julienne (1)
- Bette à carde sans tiges ou épinards, hachée (1 tasse)
- Courgette moyenne, en julienne (1)
- Œufs (2)
- Oignons verts, parties vertes seulement, hachés (1 poignée)
- Tofu extra ferme (1/2 bloc)
- Eau (1 tasse)
- Huile d'olive (3 cuillères à soupe)
- Pincée de sel
- Graines de sésame (facultatif)

Les instructions :

1. Mettre le riz dans une casserole avec une pincée de sel et d'eau bouillante. Cuire à feu doux jusqu'à ce que toute l'eau soit absorbée et que le riz soit cuit.

2. Couper la moitié du bloc de tofu en une autre moitié. Ensuite, enveloppez-le avec une serviette en papier. Placez une assiette et un objet lourd sur le tofu. Réserver pour 15 minutes. Il aide le

tofu à s'écouler plus rapidement. Après avoir pressé le tofu, coupez-le en bandes rectangulaires moyennes et enduisez-en les deux côtés de sel. Faire griller le tofu dans une poêle à griller chaude pendant 5 minutes de chaque côté, ou jusqu'à ce qu'il devienne doré ou croustillant.

3. Pour les courgettes, les épinards et les carottes, faire chauffer deux cuillères à soupe d'huile d'olive dans une poêle, puis faire sauter les légumes (un à la fois) avec du sel jusqu'à ce qu'ils deviennent tendres. Les courgettes prendront environ 2 à 4 minutes, les épinards environ 5 à 7 minutes et les carottes environ 5 minutes.

4. Faites frire les œufs avec une cuillère à soupe d'huile d'olive et une pincée de sel.

5. Placer le riz dans 2 bols, recouvrir de tofu et de légumes, et finir par un œuf côté soleil vers le haut.

6. Garnissez-le de graines de sésame (facultatif) et d'oignons verts. Remuez tout et servez.

Collations (en tout temps) : Chips de patate douce (Il est recommandé de faire tremper la patate pendant une heure avant la cuisson pour enlever un peu d'amidon. Cela le rendra croustillant à cuire).

Jour 5

Le petit déjeuner : Choisissez votre favori

Le déjeuner : Rouleaux de printemps frais (papier de riz)

Ingrédients :

- Poivron de toutes les couleurs, tranché en julienne (1)
- Emballage de rouleaux de printemps en papier de riz (12 pièces)
- Laitue romaine déchiquetée (2 tasses)
- Coriandre hachée (1 botte)
- Carottes pelées et tranchées en julienne (2 gros morceaux)
- Avocat, tranché finement (1)
- Petits concombres et/ou courgettes, tranchés en julienne (1)
- Échalote, parties blanches et vertes, hachées (1)
- Chou rouge râpé (1 tasse)
- La sauce de votre choix recommandée est une sauce thaïlandaise à l'arachide

- ***Les instructions :***

  1. Avant de commencer, mouillez légèrement votre espace de travail afin d'éviter que votre papier de riz ne colle.

  2. Prenez une enveloppe de rouleau de printemps de riz sec et placez-la dans le bol d'eau tiède. Laissez le papier de riz reposer dans l'eau pendant dix à vingt secondes, ou jusqu'à ce qu'il devienne souple.

  3. Continuez à sentir la souplesse du papier de riz (c'est la partie délicate). Vous voulez qu'il soit facile à travailler et doux sans être mou.

  4. Lorsque les feuilles de papier de riz sont prêtes, sortez l'emballage de l'eau et posez-le à plat sur votre surface humide.

  5. En commençant au centre de l'emballage, placez les courgettes, les carottes et les poivrons dans une forme rectangulaire, et éloignez-les des bords de l'emballage.

  6. Continuez à ajouter toutes les garnitures, de la coriandre au chou violet. Placez tout au centre, un par un, mais maintenez la forme de rectangle au milieu. Il est essentiel de travailler rapidement pour éviter que l'emballage ne s'effondre. Cependant, ne remplissez pas trop l'emballage, car cela le déchirerait à nouveau.

  7. Dégustez avec votre trempette préférée, ou essayez la sauce thaïlandaise aux arachides cette fois-ci.

Le dîner : Brochettes de poulet au miel et au citron vert

Ingrédients :

- écorce de lime râpée (2 c. à thé)
- Poudre de chili (1 c. à thé) - facultatif
- Poitrine de poulet désossée et sans peau - coupée en cubes de 1 pouce (1 livre)
- Sel casher (1/4 c. à thé)
- Miel (1 c. à table)
- Jus de lime frais (2 c. à table)
- Ail haché (2 c. à thé)
- Spray de cuisson

Les instructions :

1. Préchauffez le gril à haute température.
2. Combiner les cinq premiers ingrédients, puis mélanger pour enrober. Enfilez le poulet sur huit brochettes de 15 cm.
3. Placer les brochettes sur une plaque à griller recouverte d'un aérosol de cuisson. Faire griller pendant 4 minutes de chaque côté ou jusqu'à ce que ce soit fait.
4. Mélanger le miel et le jus dans un petit bol, remuer à l'aide d'un fouet. Disposer les brochettes sur un plateau, les arroser du mélange de miel et les saupoudrer de poudre de chili (facultatif).

Collations (en tout temps) : Maïs soufflé santé pour micro-ondes

Ingrédients :

- Popcorn

Les instructions :

1. Mesurez autour de ¼ tasses de grains de maïs soufflé et versez-les dans un sac à lunch en papier.
2. Rabattre le dessus plusieurs fois pour le fermer et le placer au micro-ondes. Utilisez le bouton popcorn et écoutez attentivement. Lorsque vous entendez que les pops ralentissent à plusieurs secondes entre les pops, sortez-le et profitez de votre pop-corn.

3. Assaisonnez si vous voulez, mais n'en faites pas trop.

Jour 6

Le petit déjeuner : Smoothie au chocolat et au beurre d'arachide

Ingrédients :

- Cacao (3 cuillères à soupe)
- Miel (1 cuillère à soupe) - facultatif
- Beurre d'arachide (2 c. à soupe)
- Banane, coupée en morceaux et congelée (1)
- Yogourt grec nature (3/4 tasse)
- Lait (3/4 tasse)

Les instructions :

1. Mettre tous les ingrédients dans le mélangeur.
2. Mettez en marche à basse vitesse et lentement jusqu'à la haute vitesse.
3. Mélanger jusqu'à ce que le mélange devienne lisse.

Le déjeuner : Salade de patates douces rôties

Ingrédients :

- Patate douce moyenne, pelée et coupée en morceaux de 1 po (1)
- Poivron jaune ou rouge, épépiné et coupé en petits dés (1/2)

- Oignon rouge haché (quelques cuillères à soupe)
- Haricots noirs (1 tasse)
- Jalapeno haché (1/2)
- Ail haché (1 gousse)
- Zeste de lime ou de citron (1)
- Coriandre fraîche hachée (1/3 tasse)

Les instructions :

1. Chauffer le four à 200 degrés Celsius. Mettre les poivrons rouges, les piments jalapenos, les patates douces et l'ail sur une grande plaque de cuisson.

2. Arroser d'huile d'olive, mélanger pour enrober et étaler en une seule couche. Saupoudrer de poivre et de sel. Faire rôtir jusqu'à ce que les pommes de terre commencent à brunir sur les coins et soient juste tendres, en les retournant de temps en temps, pendant environ 30-40 minutes. Après avoir sorti du four, garder le moule jusqu'à ce qu'il soit prêt à être mélangé avec les autres ingrédients.

3. Dans un petit bol, mélanger le zeste de lime et de citron, la coriandre, l'oignon rouge et les haricots noirs. Ajouter le mélange de patates douces et arroser d'un peu plus d'huile d'olive. Ensuite, assaisonnez avec du poivre et du sel.

4. Servir chaud ou à température ambiante. Vous pouvez le réfrigérer jusqu'à un jour.

Le dîner : Restes/repas favori/manger au restaurant

Collations (en tout temps) : 1 banane

Jour 7

Le petit déjeuner : Quinoa pomme noix

Ingrédients :

- Quinoa non cuit (1 tasse)
- Huile ou beurre de coco (2 c. à soupe)
- Pomme moyenne, tranchée finement (2 pièces)
- Eau pour le quinoa (3 tasses)
- Jus et zeste d'une orange (1 pc)
- Cannelle (1/2 cuillère à café)
- Noix (1/4 tasse)
- Sel casher (1/2 cuillère à thé)

Les instructions :

1. Faire fondre l'huile de noix de coco dans une casserole à feu moyen.
2. Ajouter les tranches de pomme en une seule couche. Saupoudrer la moitié de la quantité de zeste d'orange, de jus et de cannelle.
3. Laisser cuire la pomme à feu moyen-doux jusqu'à ce qu'elle commence à caraméliser, environ 10 minutes. Remuez souvent pour éviter de vous brûler.

4. Ajouter du quinoa sec lorsque les pommes sont principalement caramélisées. Alors, portez un toast pendant une minute.

5. Ajouter le sel et l'eau, et le reste du jus d'orange. Porter à ébullition à feu vif.

6. Réduire pour faire mijoter et cuire jusqu'à ce que l'eau soit bien absorbée. Cela prendrait environ 15 minutes.

7. Ensuite, faites griller les noix jusqu'à ce qu'elles soient parfumées dans un autre bol.

8. Garnir de noix et du reste du zeste d'orange.

Le déjeuner : Soupe à la citrouille

Ingrédients :

- Citrouille (500 grammes)
- Oignons entiers, avec la peau (2)
- Sel et poivre
- Bouton d'ail entier, avec la peau (1)

Les instructions :

1. Hacher la peau de la citrouille et la couper en quartiers. Coupez-les en morceaux grossiers. Plus la taille est grande, plus la cuisson sera longue.
2. Faire cuire sur une plaque tapissée de papier sulfurisé au four à 180 degrés Celsius pendant environ 30 à 40 minutes, ou jusqu'à ce que la citrouille devienne molle.
3. En les retirant, préparez une grande casserole sur la cuisinière pour préparer la soupe. Ensuite, pressez l'oignon hors de sa peau dans la poêle, de même que la noix d'ail, et jetez la peau. Placer la citrouille dans la casserole.
4. Ajouter 1,5 litre de bouillon de légumes ou de poulet, et laisser bouillir pendant 5 minutes.
5. Retirer du feu et mélanger à l'aide d'un mélangeur en bâton jusqu'à ce que le tout soit lisse. Servez.

Le dîner : Bolognaise aux noix et lentilles vertes servies avec toutes les pâtes.

Collations (en tout temps) : Une poignée d'amandes grillées ou de noix de cajou nature.

Jour 8

Le petit déjeuner : Smoothie vert pamplemousse

Ingrédients :

- Yogourt nature (1/2 tasse)
- Pamplemousse (1/2)
- Lait d'amande (3/4 tasse)
- Racine de gingembre, pelée (1 pouce)
- Épinards (1 tasse)
- Banane (1/2)

Les instructions :

1. Couper la peau du pamplemousse et le couper en gros morceaux. Mettre dans le mélangeur avec tous les autres ingrédients et réduire en purée jusqu'à ce que le mélange devienne lisse.

Le déjeuner : Salade de quinoa aux noix

Ingrédients :

- Quinoa, toutes les couleurs (1/2 tasse)
- Oignons de printemps ou petits oignons rouges, finement tranchés et coupés en dés (4pcs)
- Chou frisé, déchiqueté (2 tasses)
- Graines de sésame, grillées (1/4 tasse)
- Graines de citrouille, grillées (1/4 tasse)

- Graines de tournesol, grillées (1/4 tasse)
- Noix de cajou, grillées et hachées grossièrement (1/4 tasse)
- Amandes, grillées et hachées grossièrement (1/4 tasse)
- Chou frisé, déchiqueté (2 tasses)
- Petit poivron rouge, coupé en petits dés (1)
- Coriandre, hachée (1/2 bouquet)
- Menthe, hachée (1/2 botte)
- Carottes moyennes, râpées (2 tasses)
- Graines de grenade pour la garniture - optionnel

Pour la vinaigrette :

- Sirop d'érable ou miel (2 c. à thé)
- Sel (1/4 à ½ c. à thé)
- Huile d'olive extra vierge (1/4 tasse)
- Ail écrasé (1 gousse)
- Vinaigre de cidre de pomme ou jus de citron fraîchement pressé (1/4 tasse)

Les instructions :

1. Cuire le quinoa dans une casserole et couvrir généreusement d'eau froide, puis faire bouillir.
2. Baissez le feu et laissez mijoter pendant environ 15 minutes ou jusqu'à ce qu'il devienne mou. Note

: il faut compter environ 20 minutes de cuisson si vous utilisez du quinoa noir.

3. Bien égoutter et laisser refroidir environ 5 à 10 minutes.
4. Préparer toutes les autres herbes, noix, légumes et graines pour la salade.
5. Pour la vinaigrette, ajouter le jus de citron, l'ail, le sel, l'huile d'olive et le miel dans un bocal à couvercle hermétique.
6. Bien agiter pour combiner les ingrédients.
7. Lorsque le quinoa est légèrement refroidi, ajoutez la vinaigrette et remuez.
8. Ajouter le chou frisé, les herbes, le poivron, les oignons et la carotte. Remuer pour combiner.
9. Ajouter les noix et les graines juste avant de servir. Remuez.
10. Garnir de graines de grenade (facultatif)

Le dîner : Peaux de patates douces au poulet au chipotle

Ingrédients :

- Patates douces moyennes (3)
- Poitrine de poulet désossée et sans peau (3/4 de livre)
- Poivre chipotle entier, haché finement (3)
- Épinards (2 tasses)
- Yogourt grec, pour le service (1 c. à soupe)
- Jus de lime frais (2 c. à soupe)
- Huile d'olive (1/4 tasse)
- Poudre de chili (2 c. à thé)
- Origan séché (1 c. à thé)
- Cheddar blanc fort, râpé (5 onces)
- Cumin (1 cuillère à café)
- Ail, râpé ou haché (2 gousses)

Les instructions :

1. Préchauffer le four à 180 degrés Celsius. Lavez les patates douces et piquez-les partout avec une fourchette. Placez-les dans le four pour les faire cuire pendant environ 50-60 minutes ou jusqu'à ce qu'elles deviennent tendres à la fourchette.

2. Ensuite, placez le poulet dans un plat de cuisson. Frotter avec une cuillère à soupe d'huile d'olive, du poivre et du sel. Mettre au four avec les pommes de terre et faire cuire pendant environ 25 min. Laissez refroidir et déchiqueter le poulet

avec vos mains ou avec une fourchette. Lorsque les pommes de terre sont coupées en deux, laissez-les refroidir pendant 5 à 10 minutes.

3. Entre-temps, mélanger le jus de lime, les piments chipotle, l'huile d'olive, le cumin, le sel, le poivre, la poudre de chili, l'origan et l'ail dans un bol de taille moyenne. Mettez de côté.

4. Faire sauter les épinards dans une petite poêle à feu moyen. Mélangez le poulet déchiqueté et les épinards. Réserver et garder au chaud.

5. Montez le four à 200 degrés Celsius. Grattez la patate douce de sa pelure et laissez une couche moyenne de chair à l'intérieur, avec la pelure pour qu'elle se tienne debout toute seule - placez dans un plat de cuisson.

6. Badigeonner la peau des pommes de terre avec un peu de sauce chipotle. Cuire au four pendant 5 à 10 minutes ou jusqu'à ce que le tout soit croustillant et agréable.

7. Pendant la cuisson, mélangez le poulet, la sauce chipotle et les épinards. Retirer les peaux du four et les farcir avec le mélange de poulet. Ensuite, recouvrez-le de fromage râpé. Faites cuire encore 10 minutes ou jusqu'à ce que le fromage fonde et que la peau devienne croustillante et chaude.

8. Servir avec du yogourt grec et de la coriandre fraîche hachée si désiré.

Collation (en tout temps) : 5 à 7 onces de yogourt grec nature et une petite banane

Jour 9

Déjeuner : bol de smoothie santé à la banane et au chocolat et au beurre de cacahuète

Ingrédients :

- Lait écrémé (1/4 tasse)
- Banane congelée, coupée en dés (1)
- Poudre de cacao (1 cuillère à soupe)
- Flocons d'avoine (1/4 tasse)
- Vanille (1/4 c. à thé)
- Miel, au goût (1 c. à thé)
- Yogourt grec nature (1/2 tasse)
- Beurre d'arachide naturel (1 c. à soupe)
- Plumes de cacao
- Banane en tranches
- Cacahuètes écrasées

Les instructions :

1. Mélangez le yogourt, le beurre d'arachide, l'avoine, le lait, la vanille, le miel, la banane et la poudre de cacao dans un robot culinaire ou un mélangeur. Verser dans un bol.
2. Garnissez-le de pépites de cacao, de bananes et d'arachides écrasées.

Le déjeuner : Thon en conserve (dans l'eau ou l'huile), et salade

Le dîner : Salade de brocoli croquante

Ingrédients :

- Fleurons de brocoli frais (environ 1 lb, 8 tasses)
- Canneberges séchées (1/2 tasse)
- Graines de tournesol (1/4 tasse)
- Huile de canola (3 c. à table)
- Lanières de bacon cuites et émiettées (3 lanières)
- Oignon vert tranché finement (1 botte)
- Sucre (2 c. à soupe)
- Vinaigre de riz assaisonné (3 c. à soupe)

Les instructions :

1. Dans un grand bol, mélanger les canneberges, le brocoli et les oignons verts. D'autre part, dans un petit bol, fouetter le vinaigre, le sucre et l'huile jusqu'à ce que le tout soit bien mélangé.
2. Arroser le mélange de brocoli et remuer pour enrober.
3. Réfrigérer jusqu'au moment de servir.
4. Saupoudrer de bacon et de graines de tournesol avant de servir.

Collation (en tout temps) : bâtonnets de concombre et de carotte (1 tasse)

Jour 10

Le petit déjeuner : Toast au beurre de cacahuètes et à la cannelle. Tartiner les rôties de beurre d'arachide, garnir de tranches de banane et saupoudrer de cannelle.

Le déjeuner : Sandwich pita au saumon

Ingrédients :

- Yogourt non gras (2 c. à soupe)
- Jus de citron (2 c. à thé)
- Pain pita de blé entier (1/2, 6 pouces)
- Aneth frais, haché (2 c. à thé)
- Saumon sockeye en conserve, en flocons et égoutté (3 oz)
- Raifort préparé (1/2 c. à thé)
- Cresson de fontaine (1/2 tasse)

Les instructions :

1. Mélanger le jus de citron, le raifort, l'aneth et le yogourt dans un bol. Incorporer le saumon.
2. Farcir la moitié du pita avec la salade de cresson et de saumon.

Le dîner : Taboulé au quinoa

Ingrédients :

- Quinoa rincé (1 tasse)

- Persil frais haché (1/3 tasse)
- Concombre pelé et haché (1 pc, petit)
- Haricots noirs, rincés et égouttés (1 boîte, 15 oz)
- Eau (2 tasses)
- Poivre (1/2 c. à thé)
- Sel (1/2 c. à thé)
- Jus de citron (1/4 tasse)
- Huile d'olive (2 c. à soupe)

***Les instructions :*ْ**

1. Faire bouillir de l'eau dans une grande casserole. Ajouter le quinoa. Baisser le feu, couvrir et laisser mijoter pendant environ 12 à 15 minutes ou jusqu'à ce que le liquide soit complètement absorbé. Retirer du feu et faire pelucher avec une fourchette. Transférer dans un bol et laisser refroidir.

Ajouter le poivron rouge, le concombre, les haricots et le persil. Dans un petit bol, fouetter le reste des ingrédients et en arroser la salade. Jetez le manteau.

Collations (en tout temps) : 1 tasse de framboises ou de poires à la cannelle (saupoudrer de cannelle les tranches de poires)

Jour 11

Le petit déjeuner : Yogourt avec des framboises et des noix. Garnir le yogourt avec des noix, des framboises et du miel

Le déjeuner : Toast aux haricots blancs et à l'avocat

Ingrédients :

- Avocat, en purée (1/4)
- Pain de blé entier, grillé (1 tranche)
- sel casher
- Poivre du moulin
- Poivron rouge, écrasé (facultatif)
- Haricots blancs en conserve, rincés et égouttés (1/2 tasse)

Les instructions :

1. Garnir les toasts de blé entier avec des haricots blancs et de la purée d'avocat.
2. Assaisonner d'une pincée de poivre, de sel et de poivre rouge concassé.

Ajoutez à votre lunch ½ tasse de tranches de concombre et 1 ½ tasse de verdures mélangées.

Le dîner : Patate douce farcie au houmous

Ingrédients :

- Grosse patate douce, frottée (1 pièce)
- Haricots noirs en conserve, rincés (1 tasse)

- Chou frisé haché (3/4 tasse)
- Houmous (1/4 tasse)
- Eau (2 c. à soupe)

Les instructions :

1. Piquez la patate douce partout avec une fourchette. Cuire au micro-ondes à feu vif jusqu'à ce que la viande soit bien cuite, environ 8 à 10 minutes.

2. Pendant ce temps, laver le chou frisé et l'égoutter. Laissez l'eau s'accrocher aux feuilles. Ensuite, le mettre dans une casserole, couvrir et cuire à feu moyen-élevé. Assurez-vous de remuer au moins une ou deux fois ou jusqu'à ce qu'il soit flétrit. Ajouter les haricots. Ajoutez ensuite une ou deux cuillères à soupe d'eau si le pot est sec. Continuer la cuisson et remuer de temps en temps, jusqu'à ce que le mélange soit chaud, soit environ 1 à 2 minutes.

3. Fendre la patate douce et la recouvrir du mélange de haricots et de chou frisé. Mélanger 2 c. à table d'eau et d'houmous dans un petit plat. Ajouter de l'eau si nécessaire, pour obtenir la consistance désirée. Ensuite, arroser la patate douce farcie avec la vinaigrette au houmous.

Collations (en tout temps) : 1 prune moyenne

Jour 12

Le petit déjeuner : Idli à l'avoine

Ingrédients :

Pour le mélange

- Carotte, hachée finement (1 tasse)
- Feuilles de coriandre, hachées (1/2 tasse)
- Urad dal (1 cuillère à café)
- Huile (1 cuillère à soupe)
- Graines de moutarde (1 cuillère à café)
- Poudre de curcuma (1/2 cuillère à café)
- Chana dal (1 cuillère à café)
- Piment vert (1 pièce)
- Pincée de sel

Pour l'avoine

- Avoine (2 tasses)

Pour la pâte idli

- Caillé (2 tasses)
- Sel (1 cuillère à café)
- Pincée de sel de fruits

Les instructions :

Pour le mélange frit

1. Chauffer l'huile à feu moyen. Ajouter les graines de moutarde et les laisser crépiter.

2. Ajouter l'urad et le chana dal, puis les piments verts et le curcuma en poudre. Mélangez-les bien et faites-les sauter jusqu'à ce qu'elles deviennent brun clair.

3. Ensuite, ajouter les feuilles de coriandre et les carottes (finement hachées). Bien mélanger tous les ingrédients et ajouter une pincée de sel - Cuire pendant 1 à 2 minutes.

4. Laissez-le refroidir pendant plusieurs minutes avant de l'ajouter à la pâte à frire idli. Mettez de côté.

Pour la poudre d'avoine

1. Prendre l'avoine (2 tasses) dans une poêle ; rôtir à sec pendant environ 5 minutes ou jusqu'à ce qu'elle devienne dorée.

2. Laissez-le refroidir. Broyez-le pour faire la poudre d'avoine.

Pour la pâte idli

1. Transférer la poudre d'avoine préparée dans un grand bol. Ajouter le mélange frit et une pincée de sel. Combinez-les bien.

2. Ajouter la quantité nécessaire de caillé et bien remuer dans un sens tout en ajoutant une pincée de sel de fruit.

3. Préparer une pâte moyennement épaisse. Laissez couvert pendant plusieurs minutes.

4. Graisser les moules des idli avec du ghee à l'aide d'un pinceau.

5. Versez la pâte d'avoine idli dans chaque moule. Ensuite, mettez-les dans le bateau à vapeur.

6. Couvrir avec un couvercle - étuver pendant environ 15 minutes sur feu moyen.

7. Vérifiez si les idlis sont bien cuits après 15mins.

Le déjeuner : Poulet en croûte de quinoa épicé

Ingrédients :

- Blancs d'œufs, battus (2 pièces)
- Quinoa (1/2 tasse)
- Fromage parmesan râpé (4 c. à table)
- Jus de lime (1 c. à table)
- Eau (1 tasse)
- Cumin (1 c. à thé)
- Paprika (1/8 c. à thé)
- Poivre noir (1/4 c. à thé)
- Poudre de chili (1 c. à thé)
- Sel (1/4 c. à thé)
- Poivre de Cayenne (1/4 c. à thé)

- 4 oz de poitrines de poulet désossées et sans peau (4 mcx)
- Facultatif : coriandre, vinaigrette ranch légère, quartiers de lime

Les instructions :

1. Préchauffez le four à 150 degrés Celsius et recouvrez une plaque à pâtisserie à rebord de papier parchemin. Mettez de côté.

2. Faire chauffer une casserole à feu vif. Ajouter une tasse d'eau. Ajoutez le quinoa. Bouillir. Après l'ébullition, baissez le feu à faible intensité. Couvrir et cuire pendant environ 8 à 10 minutes ou jusqu'à ce que le quinoa soit cuit.

3. Retirer le quinoa du feu et laisser reposer pendant 5 minutes. Découvrir. Incorporer le sel, le paprika, le cumin, le piment de Cayenne, la poudre de chili et le poivre.

4. Étendre uniformément le quinoa cuit sur la plaque de cuisson et faire griller de 20 à 35 minutes, ou jusqu'à ce qu'il soit sec.

5. Laisser le quinoa grillé refroidir suffisamment pour qu'il puisse être manipulé et le transférer dans un plat peu profond ou un bol.

6. Jeter le papier parchemin ; conserver la plaque de cuisson. Le recouvrir de papier d'aluminium. Ensuite, vaporisez avec un aérosol de cuisson antiadhésif. Augmenter la chaleur du four à 180 degrés Celsius.

7. Dans un autre bol, fouetter le jus de lime et le blanc d'œuf.

8. Tremper chaque poitrine de poulet dans le mélange d'œufs et l'enrober dans le quinoa grillé. Appuyer légèrement pour faire adhérer sur tous les côtés.

9. Déposer les poitrines de poulet enrobées sur la plaque à pâtisserie. Déposer 1 c. à soupe de fromage sur chacun d'eux et faire cuire au four pendant 16 à 18 minutes environ.

10. Servir avec un quartier de lime, une vinaigrette ranch et de la coriandre pour la garniture (facultatif).

Le dîner : Votre choix

Des casse-croûtes : 1 tasse de framboises

Jour 13

Le petit déjeuner : omelette méditerranéenne

Ingrédients :

- Œufs (3 pièces)
- Origan (1 c. à soupe)
- Oignon blanc (2 c. à soupe)
- Huile d'olive (2 c. à soupe)
- Olives (2 c. à soupe)
- Épinards, blanchis au beurre (1 c. à table)
- Poivre et sel au goût

Les instructions :

1. Fouettez légèrement les œufs et ajoutez du poivre et du sel.
2. Faire chauffer l'huile dans une poêle et y faire cuire les œufs battus.
3. Prenez une fourchette et remuez doucement les œufs.
4. Étendre les épinards, l'origan, les oignons et les olives sur le dessus et plier.
5. Une fois que c'est fait, on le replie.

Le déjeuner : Tomates vertes frites au four

Ingrédients :

- Tomates vertes, environ trois grosses (1 livre ½)
- Chapelure de pain Panko (1/2 tasse)
- Fromage parmesan faible en gras (1/4 tasse)
- Babeurre faible en gras (1/3 tasse)
- Farine de lin moulue (1/4 tasse)
- Paprika (1/4 c. à thé)
- Poivre de Cayenne (1/2 c. à thé)
- Ail en poudre (1/4 c. à thé)
- Poudre d'oignon (1/4 c. à thé)
- Sauce piquante (1 c. à thé)
- Sel et poivre au goût

Les instructions :

1. Préchauffez le four à 180 degrés Celsius et enduisez légèrement une plaque à pâtisserie d'un aérosol de cuisson antiadhésif. Mettez de côté.

2. Trancher les tomates en 12 tranches de ¼ à ½ pouces.

3. Installez deux bols peu profonds. Remplissez-en un avec la sauce piquante et le babeurre. Dans l'autre bol, mélanger le paprika, le parmesan, la poudre d'ail, la poudre d'oignon, le lin, le piment de Cayenne, le lin, le poivre et le sel.

4. Trempez chaque tranche de tomate dans le mélange de babeurre, en laissant tomber

l'excédent et en le transférant dans le mélange de panko. Presser légèrement la chapelure sur la tomate des deux côtés.

5. Disposer les tranches de tomates en une seule couche sur une plaque de cuisson. Cuire au four pendant environ 25 à 30 minutes. Retournez à mi-chemin.

Le dîner : Tilapia enveloppée dans feuilles de laitue

Ingrédients :

- Tomates en dés (2 tasses)
- Filets de tilapia (2 lb)
- Grandes feuilles de laitue romaine (8 pièces)
- Oignon en dés (1 pc)
- Ail haché (2 c. à soupe)
- Chou rouge râpé (1 tasse)
- Coriandre fraîche hachée (1/4 tasse)
- Huile d'olive extra vierge (1 c. à thé)
- Jus de lime (2 c. à table)
- Avocat pelé et tranché finement (1 pc)
- Piment serrano, épépiné et coupé en dés (ou piment jalapeno) - 1 pc
- Sel (1/4 c. à thé)
- Poivre noir au goût

Instructions

1. Faire chauffer une grande poêle à feu moyen. Ajouter l'huile, le piment serrano, les oignons et l'ail. Cuire de 2 à 4 minutes ou jusqu'à ce que les oignons commencent à ramollir.

2. Ajouter le poisson dans la poêle. Cuire 3 à 4 minutes de chaque côté ou jusqu'à ce que les poissons deviennent blancs et se défassent rapidement à la fourchette.

3. Mettez la chaleur à feu doux. Casser le tilapia à la spatule ou le plier dans la poêle. Ajouter le jus de citron vert, le poivre et le sel, la coriandre et les tomates, et mélanger délicatement - Cuire encore 3 à 4 minutes.

4. Verser 1/3 de tasse du mélange de tilapia dans chaque feuille de romaine et garnir uniformément les tranches d'avocat et le chou rouge.

5. Chaque roulé de laitue est composé de 4 oz de tilapia, ¼ d'avocat et de 2 c. à table de chou rouge.

Collations (en tout temps) : 1 grosse banane

Jour 14

Le petit déjeuner : Crêpe aux épinards

Ingrédients :

Crêpe

- Farine de blé entier (100g)
- Lait (100mL)
- Yogourt, fouetté (150 ml)
- Œuf (1pc)
- Jaune (1pc)
- Huile végétale (1 c. à soupe)
- Eau (3 c. à soupe)
- Pincée de noix de muscade, râpée
- Épinards en feuilles, égouttés, hachés en pâte, blanchis (1/2 kg)

5. Vinaigrette

- Salade / huile d'olive (3 c. à soupe)
- Pincée de sucre
- Pincée de moutarde en poudre
- Sel et poivre
- Jus de citron (1 c. à soupe)
- Ail haché (1/2 c. à thé)

6. Garniture
   - Caillé battu et suspendu (250 g)
   - Fromage râpé (100 g)
   - Huile (1 c. à soupe)
   - Œuf (1 pc)
   - Oignons nouveaux, tranchés (3 c. à table)
   - Champignons sautés (250 g)
   - Persil haché (2 c. à soupe)
   - Une pincée de poudre de chili
   - Sel et poivre

Les instructions :

Crêpe

1. Tamiser la farine dans un bol. Ajouter l'œuf, l'eau, le lait caillé et l'huile en battant. Ensuite, ajoutez la muscade, les pâtes aux épinards et l'assaisonnement. Réserver pour 30 minutes.

Vinaigrette

1. Fouetter les ingrédients de la vinaigrette ensemble. Mélanger avec les herbes et l'assaisonnement, et les tomates.

7. Garniture

1. Faire chauffer l'huile et faire revenir les oignons pendant 2 à 3 minutes.

2. Battre les oignons dans le yogourt avec le reste des ingrédients, mais utiliser d'abord la moitié du fromage.
3. Verser un peu de pâte dans la poêle huilée pour former une crêpe fine - Cuire environ 2mins de chaque côté.
4. Étendre une cuillère à soupe de garniture sur chaque crêpe. Plié.
5. Disposer sur un plat beurré allant au four, éparpiller sur le reste du fromage et cuire à 180 degrés Celsius pendant 15 minutes.
6. Servez chaud.

Le déjeuner : Salade de tomates

Ingrédients :

- Feuilles de basilic déchirées (3 c. à soupe)
- Tomates cerises (1/2 kg)
- Sel et poivre

Les instructions :

1. Mélanger les tomates cerises et les feuilles de basilic déchirées. Ajouter du sel et du poivre.

Le dîner : Pois vert Upma

Ingrédients :

Pois vert Upma

- Semoule rôtie (1 tasse)
- Oignon finement haché (1 pc)

- Pois verts (1/4 tasse)
- Piments verts, hachés finement (2 nos)
- Eau chaude (2 tasses)
- Feuilles de curry (1 brin)
- Gingembre râpé (1 branche)
- Graines de moutarde (3/4 c. à thé)
- Huile d'olive extra vierge (1 c. à soupe)

Les instructions :

1. Faire chauffer l'huile dans une poêle à fond épais. Ajouter les graines de moutarde. Laissez-le crépiter.

2. Ajouter le gingembre râpé et les feuilles de curry. Faire sauter jusqu'à ce que l'arôme cru du gingembre disparaisse.

3. Ajouter l'oignon finement haché et faire sauter jusqu'à ce qu'il devienne translucide. Ajouter les piments verts et faire sauter pendant 2 minutes.

4. Ajouter la semoule, légèrement grillée. Ajouter les petits pois. Faire sauter pendant 2 minutes et ajouter l'eau chaude après.

5. Ajouter du sel au goût. Ensuite, remuez pour éviter la formation de grumeaux.

6. Couvrir et cuire à feu très doux. Cuire jusqu'à ce que l'eau soit absorbée, et que les pois verts et la semoule soient cuits.

Collations (en tout temps) : 1 tasse de concombre

Jour 15

Le petit déjeuner : Bouillie amande-banane

Ingrédients :

- Avoine (1/4 tasse)
- Lait (1 tasse)
- Banane, hachée (1/2)
- Dattes, hachées (1 c. à soupe)
- Miel (1 c. à soupe)
- Graines de chia (1 cuillère à café)
- Amandes tranchées (2 c. à thé)
- Cannelle en poudre (2 c. à thé)
- Fil safrané (1 pc)

Les instructions :

1. Faire tremper l'avoine dans l'eau pendant plusieurs minutes ; faire tremper les graines de chia dans un autre bol avec de l'eau pendant 10 minutes.

2. Faire chauffer la poêle à feu moyen et y mettre le lait. Ajoutez des dates, de la cannelle, de la banane et des amandes.

3. Ajouter le fil de safran au lait. Ajouter l'avoine après 30 secondes - Cuire avec le lait pendant 1 minute.

4. Lorsque l'avoine est bien cuite et que le gruau (bouillie) est à la bonne consistance, retirez la casserole du feu et versez la bouillie dans un bol de service.

5. Mélanger le miel dans la bouillie d'avoine et garnir de graines de chia.

Le déjeuner : Soupe au chou frisé et aux haricots

Ingrédients :

- Pommes de terre pelées et coupées en cubes (2 tasses)
- Oignons hachés (2 pièces, moyen)
- Chou frisé paré et haché grossièrement (1 bouquet)
- Huile d'olive (1 c. à soupe)
- Ail haché (4 gousses)
- Assaisonnement italien (1 c. à thé)
- Haricots cannellini, rincés et égouttés (1 boîte, 15 oz)
- Eau (1 tasse ½)
- Bouillon de légumes (3 tasses ½)
- Poivre (1/2 c. à thé)
- Tomates en dés, non égouttées (1 boîte, 12 oz)
- Paprika (1 c. à thé)
- Feuille de laurier (1 pc)

Les instructions :

1. Dans un four hollandais, faire sauter les pommes de terre et les oignons dans l'huile jusqu'à ce qu'ils deviennent tendres. Ajouter l'ail et faire cuire une minute de plus.

2. Incorporer le bouillon, l'eau, le paprika, le laurier, le chou frisé, l'assaisonnement italien, les tomates et le poivre et laisser bouillir. Baissez le chauffage. Couvrir et laisser mijoter pendant 50 à 60 minutes ou jusqu'à ce que le chou frisé devienne tendre.

3. Refroidir légèrement. Jeter la feuille de laurier. Maintenant, dans un mélangeur, mélangez 3 tasses de soupe jusqu'à ce qu'elle devienne lisse. Remettre dans la poêle et ajouter les haricots. Puis, chauffez à travers.

Le dîner : Salade de brocoli croquante

Ingrédients :

- Fleurons de brocoli frais (environ 1 lb, 8 tasses)
- Canneberges séchées (1/2 tasse)
- Graines de tournesol (1/4 tasse)
- Huile de canola (3 c. à table)
- Lanières de bacon cuites et émiettées (3 lanières)
- Oignon vert tranché finement (1 botte)
- Sucre (2 c. à soupe)

- Vinaigre de riz assaisonné (3 c. à soupe)

Les instructions :

5. Dans un grand bol, mélanger les canneberges, le brocoli et les oignons verts. D'autre part, dans un petit bol, fouetter le vinaigre, le sucre et l'huile jusqu'à ce que le tout soit bien mélangé.

6. Arroser le mélange de brocoli et remuer pour enrober.

7. Réfrigérer jusqu'au moment de servir.

8. Saupoudrer de bacon et de graines de tournesol avant de servir.

Collations (en tout temps) : yaourt grec

Jour 16

Le petit déjeuner : Céréales aux baies et banane (1 tasse de céréales de blé râpé nature avec ½ tasse de lait sans gras. Ajouter une banane moyenne tranchée et ½ tasse de bleuets)

Le déjeuner : Épinards et brocolis Enchiladas

Ingrédients :

- Huile d'olive (2 c. à thé)
- Fromage cottage 1 % (1 tasse)
- Oignon haché (1 pc, moyen)
- Ail en poudre (1/2 c. à thé)
- Tortillas à la farine - réchauffées (8 pièces, 8 pouces)
- Sauce piquante (1 tasse)
- Épinards hachés surgelés, décongelés et pressés à sec (1 paquet, 10 oz)
- Cumin moulu (1/2 c. à thé)
- Cheddar faible en gras râpé, divisé (1 tasse)
- Brocoli frais haché finement (1 tasse)

Les instructions :

1. Préchauffer le four à 350 degrés. Dans une grande poêle antiadhésive, faire cuire l'oignon dans l'huile en remuant jusqu'à ce qu'il soit tendre, à feu moyen. Ajouter le brocoli, les épinards, la poudre d'ail, 1/3 tasse de sauce

piquante et le cumin. Faites chauffer les ingrédients.

2. Retirer du feu. Incorporer ½ tasse de fromage cheddar et de fromage cottage. Déposer environ 1/3 de tasse du mélange d'épinards au centre de chaque tortilla. Enrouler et placer le joint vers le bas dans un plat de cuisson muni d'un aérosol de cuisson. Verser le reste de la sauce piquante à la cuillère sur le dessus.

3. Couvrir et faire cuire au four pendant 20 à 25 minutes ou jusqu'à ce qu'ils soient bien chauds. Découvrir et saupoudrer le reste du fromage. Cuire 5 minutes de plus ou jusqu'à ce que le fromage soit fondu.

Le dîner : Poulet aux pommes et aux pacanes (moins de bacon)

Ingrédients :

- Pomme râpée, bien tassée (1/4 tasse)
- Poitrines de poulet désossées et sans peau (1 livre)
- Pacanes, hachées (1/2 tasse)
- Houmous (3 cuillères à soupe)
- Bacon en dés (1 tranche) - en option

Les instructions :

1. Préchauffer le four à 200 degrés Celsius.
2. Mettez la pomme râpée dans un bol en papier. Pressez pour enlever l'excès d'humidité.
3. Mélanger le bacon, la pomme et le houmous dans une petite casserole.
4. Éponger le poulet avec un essuie-tout (ou vous pouvez le frotter légèrement avec de la farine pour l'enrober). Déposer sur une plaque à pâtisserie.
5. Étendre le mélange de houmous sur le dessus du poulet pour l'enrober.
6. Garnir avec les pacanes et appuyer légèrement sur le houmous pour les aider à coller.
7. Cuire au four à 200 degrés Celsius pendant 20 minutes ou jusqu'à ce que le poulet soit bien cuit.

Des casse-croûtes : Une poignée de noix de cajou natures

Jour 17

Le petit déjeuner : Boisson au yaourt

Ingrédients :

- Glaçons (2 tasses)
- Yogourt à la vanille (2 tasses)
- Yogourt aux pêches (2 tasses)
- Lait sans gras (1/2 tasse)
- Jus d'orange concentré décongelé (1/2 tasse)

Les instructions :

1. Dans un mélangeur, combiner tous les ingrédients sauf les glaçons. Couvrir ; traiter jusqu'à ce qu'ils deviennent lisses. Ajouter les glaçons, couvrir et mélanger de nouveau jusqu'à ce que le mélange soit lisse.

Le déjeuner : Votre choix/favoris

Le dîner : Salade de quinoa colorée

Ingrédients

Salade

- Quinoa rincé (1 tasse)
- Tomates raisins - coupées en deux (1 tasse)
- Oignons verts hachés (2 pièces)

- Concombre, épépiné et haché (1 pc, moyen)
- Jeunes épinards frais, tranchés finement (2 tasses)
- Eau (2 tasses)
- Poivron jaune, haché (1 pièce, moyen)
- Poivron orange doux, haché (1 pièce, moyen)

8. Vinaigrette
    - Huile d'olive (2 c. à soupe)
    - zeste de lime râpé (1 c. à table)
    - Jus de lime (3 c. à table)
    - Miel (4 c. à thé)
    - Racine de gingembre frais hachée (2 c. à thé)

Les instructions :

1. Faire bouillir de l'eau dans une grande casserole. Ajouter le quinoa. Baissez le feu, laissez mijoter et couvrez jusqu'à ce que le liquide soit complètement absorbé, ce qui peut prendre de 12 à 15 minutes. Retirer du feu, faire gonfler à la fourchette et transférer dans un grand bol. Cool complètement.

2. Incorporer le concombre, les oignons verts, les épinards, les poivrons et les tomates au quinoa. Dans un petit bol, fouetter les ingrédients de la vinaigrette jusqu'à ce qu'ils soient bien mélangés. Arroser le mélange de quinoa. Remuer pour enrober et réfrigérer jusqu'au moment de servir.

Collations (en tout temps) : Tranches de pommes

Jour 18

Le petit déjeuner : Sandwich Bagel (3 oz de blé entier Bagel avec un œuf. Œuf frit dans une poêle antiadhésive avec un aérosol de cuisson. Ajouter ½ trancher du fromage suisse à faible teneur en sodium.

Le déjeuner : Saumon cuit au four à la pistache

Ingrédients :

- Pistaches, hachées (1 tasse)
- Filets de saumon (6 mcx, 6 oz chacun)
- Jus de citron (3 c. à soupe)
- Poivre (1 c. à thé)
- Aneth (1 c. à thé)
- Cassonade emballée (1/2 tasse)

Les instructions :

1. Préchauffez le four à 220 degrés Celsius et placez le saumon dans un plat de cuisson graissé. Mélanger les autres ingrédients et les répartir sur le saumon à la cuillère.

2. Cuire à découvert pendant environ 12 à 15 minutes ou jusqu'à ce que le poisson se défasse facilement à la fourchette.

Le dîner : Taboulé au quinoa

Ingrédients :

- Quinoa rincé (1 tasse)

- Persil frais haché (1/3 tasse)
- Concombre pelé et haché (1 pc, petit)
- Haricots noirs, rincés et égouttés (1 boîte, 15 oz)
- Eau (2 tasses)
- Poivre (1/2 c. à thé)
- Sel (1/2 c. à thé)
- Jus de citron (1/4 tasse)
- Huile d'olive (2 c. à soupe)

Les instructions :

2. Faire bouillir de l'eau dans une grande casserole. Ajouter le quinoa. Baisser le feu, couvrir et laisser mijoter pendant environ 12 à 15 minutes ou jusqu'à ce que le liquide soit complètement absorbé. Retirer du feu et faire pelucher avec une fourchette. Transférer dans un bol, et laisser refroidir.

3. Ajouter le poivron rouge, le concombre, les haricots et le persil. Dans un petit bol, fouetter le reste des ingrédients et en arroser la salade. Jetez le manteau.

Collations (en tout temps) : 5 bâtonnets de céleri avec 1 c. à thé de beurre d'amande

Jour 19

Le petit déjeuner : Smoothie au gingembre et au chou frisé

Ingrédients :

- Chou frisé frais déchiré (2 tasses)
- Jus de citron (1 c. à thé)
- Jus d'orange (1 ¼ tasse)
- Racine de gingembre frais hachée (1 c. à soupe)
- Pomme, pelée et hachée grossièrement (1 pièce, moyenne)
- Pincée de poivre de Cayenne
- Cannelle moulue (1/8 c. à thé)
- Glace (4 cubes)
- Curcuma moulu (1/8 c. à thé)

Les instructions :

1. Mettre tous les ingrédients dans un mélangeur et mélanger jusqu'à ce que le tout soit homogène.

Le déjeuner : Tilapia à l'ail avec chou frisé épicé

Ingrédients :

- Chou frisé, paré et haché grossièrement (1 bouquet, environ 16 tasses)
- Huile d'olive, divisée (3 c. à soupe)

- Sel à l'ail (1/2 c. à thé)
- Graine de fenouil (1 c. à thé)
- Haricots cannellini, rincés et égouttés (1 boîte, 15 oz)
- Eau (2/3 tasse)
- Flocons de piment rouge écrasés (1/2 c. à thé)
- Ail haché (2 gousses)
- Filets de tilapia (4 mcx, 6 oz chacun)
- Poivre, divisé (3/4 c. à thé)
- Sel (1/2 c. à thé)

Les instructions :

1. Chauffer 1 c. à table d'huile à feu moyen dans une marmite de 6 pintes. Ajouter le fenouil, les flocons de piment et l'ail. Cuire et remuer pendant 1 min. Ajouter l'eau et le chou frisé et faire bouillir. Mijoter et couvrir pendant environ 10 à 12 minutes ou jusqu'à ce que le chou frisé devienne tendre.

2. Dans un autre bol, saupoudrer le tilapia de ½ c. à thé de sel d'ail et de poivre. Dans une grande poêle, chauffer le reste de l'huile à feu moyen. Ajouter le tilapia et laisser cuire 3 à 4 minutes de chaque côté ou jusqu'à ce que le poisson commence à se défaire facilement à la fourchette.

3. Ajouter le sel, les haricots et le reste du poivre au chou frisé. Faire chauffer en remuant de temps en temps. Servir avec du tilapia.

Dîner : restes/favoris

Des casse-croûtes : Compote de pommes et biscuits graham

Jour 20

Le petit déjeuner : Milkshake fondu (1 tasse de lait sans gras mélangé à 3 c. à table de poudre de malt au chocolat)

Le déjeuner : Poêle au Chou frisé et au fenouil

Ingrédients :

- Chaussons de saucisse au poulet et aux pommes entièrement cuits ou chaussons de saucisse italienne cuits, coupés en deux sur la longueur et tranchés en demi-lunes (1/2 lb)
- Vin blanc sec ou sherry sec (3 c. à soupe)
- Huile d'olive extra vierge (2 c. à soupe)
- Poivre (1/8 c. à thé)
- Sel (1/8 c. à thé)
- Ail haché (2 gousses)
- Bulbe de fenouil, tranché finement (1 pc, petit)
- Oignon, tranché finement (1 pc, petit)
- Chou frisé, coupé et déchiré en bouchées (1 bouquet)

Les instructions :

1. Faire chauffer l'huile d'olive dans une grande poêle à feu moyen-élevé. Ajouter le fenouil et l'oignon. Cuire et remuer pendant 6 à 8 minutes.

Ajouter l'ail, les assaisonnements, la saucisse et le sherry. Cuire jusqu'à ce que la saucisse commence à caraméliser, soit environ 4 à 6 minutes.

2. Ajouter le chou frisé, cuire à couvert, mais en remuant de temps en temps, jusqu'à ce que le chou frisé devienne tendre. Ça peut prendre de 15 à 17 minutes.

Le dîner : Salade de nectarines de baies

Ingrédients :

- Nectarines, tranchées (4 pièces, moyennes)
- Fromage à la crème faible en gras (3 oz)
- Bleuets frais (1 tasse)
- Framboises fraîches (2 tasses)
- Jus de citron (1 c. à thé)
- Sucre (1/4 tasse)
- Gingembre moulu (1/2 c. à thé)

Les instructions :

1. Dans un grand bol, mélanger les nectarines avec le jus de citron, le sucre et le gingembre. Réfrigérer à couvert pendant environ une heure et remuer une fois.

2. Égouttez les nectarines, mais réservez les jus. Battre progressivement les jus réservés dans le fromage à la crème. Mélanger les baies et les

nectars en douceur. Servir avec le mélange de fromage à la crème.

Des casse-croûtes : Cerises séchées

Jour 21

Le petit déjeuner : Yogourt grec avec ½ tasse de fraises tranchées et ¼ tasse d'amandes effilées

Le déjeuner : Saumon glacé

Ingrédients :

- Jus d'ananas non sucré (1/4 tasse)
- Cassonade emballée (1/3 tasse)
- Filets de saumon (4 mcx, 6 oz chacun)
- Sauce soja (2 c. à soupe)

Les instructions :

1. Tapisser le moule de papier d'aluminium et graisser le papier d'aluminium. Mettez de côté.
2. Dans un petit bol. Mélanger le jus d'ananas, la cassonade et la sauce soja. Placer le saumon, la peau vers le bas, sur la poêle préparée. Verser le mélange de sauce sur le poisson à l'aide d'une cuillère.
3. Cuire au four sans couvercle pendant 20 à 25 minutes ou jusqu'à ce que le poisson se défasse facilement à la fourchette.

Le dîner : Soupe à la citrouille

Ingrédients :

- Citrouille (500 grammes)
- Oignons entiers, avec la peau (2)

- Sel et poivre
- Bouton d'ail entier, avec la peau (1)

Les instructions :

6. Hacher la peau de la citrouille et la couper en quartiers. Coupez-les en morceaux grossiers. Plus la taille est grande, plus la cuisson sera longue.

7. Faire cuire sur une plaque tapissée de papier sulfurisé au four à 180 degrés Celsius pendant environ 30 à 40 minutes, ou jusqu'à ce que la citrouille devienne molle.

8. Préparez une grande casserole sur la cuisinière pour préparer la soupe. Ensuite, pressez l'oignon hors de sa peau dans la casserole, de même que la noix d'ail ; jetez la peau. Placer la citrouille dans la casserole.

9. Ajouter 1,5 litre de bouillon de légumes ou de poulet, et laisser bouillir pendant 5 minutes.

10. Retirer du feu et mélanger à l'aide d'un mélangeur en bâton jusqu'à ce que le tout soit lisse. Servez.

Jour 22

Le petit déjeuner : Rôties au beurre d'arachide (2 tranches de pain de blé entier à faible teneur en sodium avec 1 c. à table de beurre d'arachide naturel

Le déjeuner : Favoris/au choix.

Le dîner : Couscous perle aux pois chiches et légumes

Ingrédients :

- Courgette en dés (1 pièce, grande)
- Cumin (1 c. à thé)
- Eau (1 tasse ¼)
- Huile d'olive extra vierge (3 c. à thé)
- Pois congelés, décongelés (1 tasse)
- Couscous perle de blé entier (1 tasse)
- Jus de citron (2 c. à soupe)
- Oignons verts tranchés (3 pièces)
- Poivre noir (1/4 c. à thé)
- Sel (1/2 c. à thé)
- Pistaches non salées, hachées (3 c. à table)
- Tomate en dés (1 pc, gros)
- Pois chiches, égouttés et rincés (1 pc, 15.5 oz)

Les instructions :

1. Dans une casserole moyenne, faire chauffer deux cuillères à café d'huile d'olive à feu moyen. Ajouter les courgettes et faire sauter jusqu'à ce qu'elles ramollissent.

2. Incorporer les pois et les oignons verts. Cuire encore 2 minutes. Transférer dans un bol et couvrir d'une pellicule plastique ou d'un papier d'aluminium pour garder au chaud.

3. Dans la même casserole, mélanger le reste des cuillères à café d'huile d'olive avec le citron, le sel, le poivre, le cumin et l'eau et faire bouillir. Incorporer le couscous, couvrir ; baisser le feu à faible intensité. Laisser mijoter pendant 8 à 10 minutes environ. Assurez-vous de remuer de temps en temps.

4. Ajouter le mélange de courgettes et de pois chiches. Laisser reposer 2 minutes. Saupoudrer de pistaches et servir.

Jour 23

Le petit déjeuner : omelette méditerranéenne

Ingrédients :

- ○ Œufs (3 pièces)
- ○ Origan (1 c. à soupe)
- ○ Oignon blanc (2 c. à soupe)
- ○ Huile d'olive (2 c. à soupe)
- ○ Olives (2 c. à soupe)
- ○ Épinards, blanchis au beurre (1 c. à table)
- ○ Poivre et sel au goût

Les instructions :

1. Fouetter les œufs doucement et ajouter du poivre et du sel.
2. Faire chauffer l'huile dans une poêle et y faire cuire les œufs battus.
3. Prenez une fourchette et remuez légèrement les œufs.
4. Étendre les épinards, l'origan, les oignons et les olives sur le dessus et plier.
5. Une fois que c'est fait, on le replie.

Le déjeuner : Peaux de patates douces au poulet au chipotle

Ingrédients :

- Patates douces moyennes (3)
- Poitrine de poulet désossée et sans peau (3/4 de livre)
- Poivre chipotle entier, haché finement (3)
- Épinards (2 tasses)
- Yogourt grec, pour le service (1 c. à soupe)
- Jus de lime frais (2 c. à soupe)
- Huile d'olive (1/4 tasse)
- Poudre de chili (2 c. à thé)
- Origan séché (1 c. à thé)
- Cheddar blanc fort, râpé (5 onces)
- Cumin (1 cuillère à café)
- Ail, râpé ou haché (2 gousses)

Les instructions :

1. Préchauffer le four à 180 degrés Celsius. Lavez les patates douces et piquez-les partout avec une fourchette. Placez-les dans le four pour les faire cuire pendant environ 50-60 minutes ou jusqu'à ce qu'elles deviennent tendres à la fourchette.

2. Ensuite, placez le poulet dans un plat de cuisson. Frotter avec une cuillère à soupe d'huile d'olive, du poivre et du sel. Mettre au four avec les pommes de terre et faire cuire

pendant environ 25mins. Laissez refroidir et déchiqueter le poulet avec vos mains ou avec une fourchette. Lorsque les pommes de terre sont coupées en deux, laissez-les refroidir pendant 5 à 10 minutes.

3. Entre-temps, mélanger le jus de lime, les piments chipotle, l'huile d'olive, le cumin, le sel, le poivre, la poudre de chili, l'origan et l'ail dans un bol de taille moyenne. Mettez de côté.

4. Faire sauter les épinards dans une petite poêle à feu moyen. Mélangez le poulet déchiqueté et les épinards. Réserver et garder au chaud.

5. Montez le four à 200 degrés Celsius. Grattez la patate douce de sa pelure ; laissez une couche de chair moyenne à l'intérieur avec les pelures pour qu'elle se tienne debout toute seule - placez dans un plat de cuisson.

6. Badigeonner la peau des pommes de terre avec un peu de sauce chipotle. Cuire au four pendant 5 à 10 minutes ou jusqu'à ce que le tout semble croustillant.

7. Pendant la cuisson, mélangez le poulet, la sauce chipotle et les épinards. Retirer les peaux du four et les farcir avec le mélange de poulet. Ensuite, recouvrez-le de fromage râpé. Faites cuire encore 10 minutes ou jusqu'à ce que le fromage fonde et que la peau devienne croustillante et chaude.

8. Servir avec du yogourt grec et de la coriandre fraîche hachée si désiré.

Le dîner : Toast aux haricots blancs et à l'avocat

Ingrédients :

- Avocat, en purée (1/4)
- Pain de blé entier, grillé (1 tranche)
- sel casher
- Poivre du moulin
- Poivron rouge, écrasé (facultatif)
- Haricots blancs en conserve, rincés et égouttés (1/2 tasse)

Les instructions :

1. Garnir les toasts de blé entier avec des haricots blancs et de la purée d'avocat.
2. Assaisonner d'une pincée de poivre, de sel et de poivre rouge concassé.

Ajoutez à votre dîner ½ tasse de tranches de concombre et 1 ½ tasse de verdures mélangées.

Jour 24

Le petit déjeuner : Toast de patate douce avec banane, beurre d'amande et chips de noix de coco grillées

Ingrédients :

- Banane, pelée et tranchée finement (1 pc, gros)
- Patates douces (2 pièces, moyennes, environ 1 livre au total)
- Croustilles de noix de coco grillées (1/4 tasse)
- Beurre d'amande (4 c. à soupe)
- Huile de noix de coco, fondue (1 c. à soupe)
- Sel fin

Les instructions :

1. Préchauffer le four à 230 degrés Celsius.
2. Trancher les quatre longs côtés de chaque patate douce pour les mettre à l'équerre et les poser à plat sur une planche à découper. Ensuite, coupez-les dans le sens de la longueur en planches de ½ pouces d'épaisseur, soit environ 5x2 pouces. Dans un bol moyen, les patates douces avec une pincée de sel et l'huile de coco et mélanger doucement pour les enrober. Étendez-les sur une plaque de cuisson et faites-les rôtir (retournez-les à mi-chemin jusqu'à ce qu'elles soient tendres et dorées. Cela peut prendre environ 15 minutes.

3. Répartissez le beurre d'amande sur les toasts et garnissez chacun d'une banane tranchée. Ensuite, saupoudrez-les de noix de coco grillée.

Le déjeuner : Cari rouge avec légumes

Ingrédients :

- Lait de coco allégé (1 boîte, 14 oz)
- Pâte de curry rouge thaïlandaise (1 à 2 c. à thé)
- Huile de canola, divisée (4 c. à thé)
- Coriandre fraîche, hachée (1/3 tasse)
- Tofu extra ferme, rincé, asséché en tapotant et coupé en cubes de 1 po (1 paquet, 14 oz)
- Bouillon de légumes ou bouillon de poulet à faible teneur en sodium (1/2 tasse)
- Cassonade (1 c. à soupe)
- Haricots verts, parés et coupés en morceaux de 1 po (1/2 lb)
- Patate douce, coupée en cubes de 1 po (1 lb)
- Sel (1/2 c. à thé)
- Chaux, en quartiers (1 pc)
- Jus de lime (2 c. à thé)

Les instructions :

1. Dans une grande poêle antiadhésive, chauffer 2 c. à thé d'huile à feu moyen-élevé. Ajouter le tofu et faire cuire. Assurez-vous de le remuer toutes les

2-3 minutes, ou jusqu'à ce qu'il devienne brun, ce qui peut prendre 6-8 minutes au total. Transférer sur une plaque.

2. Chauffer les 2 c. à thé restantes d'huile à feu moyen-élevé. Ajouter la patate douce et faire cuire. Remuer de temps en temps pendant 4-5 minutes ou jusqu'à ce qu'il devienne brun. Ajouter le bouillon, le lait de coco et la pâte de curry. Bouillir.

3. Réduire à feu doux et cuire à couvert. Remuez de temps en temps pendant environ 4 minutes ou jusqu'à ce que la patate douce soit juste tendre. Ajouter les haricots verts, le tofu et la cassonade. Remettre à mijoter et cuire à couvert. Remuer de temps en temps jusqu'à ce que les haricots verts soient tendres et croquants, soit environ 2 à 4 minutes. Incorporer le sel et le jus de lime.

4. Saupoudrer de coriandre. Servir avec des quartiers de lime.

Le dîner : Polenta crémeuse au gorgonzola avec sauce à la courge d'été

Ingrédients :

- Fromage Gorgonzola émietté (2/3 tasse)
- Bouillon de légumes, ou bouillon de poulet faible en sodium, divisé (2 boîtes, 14 oz)
    - Courgettes coupées en deux dans le sens de la longueur et tranchées (2 pièces, petites)
- Basilic frais, haché (1/4 tasse)
- Huile d'olive extra vierge (2 c. à soupe)

- Farine de maïs (3/4 tasse)
- Courge d'été jaune coupée en deux sur la longueur et tranchée (2 pièces, petite)
- Eau (1 tasse)
- Ail haché (3 c. à soupe)
- Farine (2 c. à soupe)
- Poivre fraîchement moulu (1/2 c. à thé)

Les instructions :

1. Mélanger 2 ½ du bouillon avec une tasse d'eau dans une petite casserole. Faire bouillir. Puis, incorporer le poivre et la semoule de maïs en fouettant lentement jusqu'à ce que le mélange soit lisse. Réduire le feu à faible intensité, couvrir et faire cuire, mais en remuant de temps en temps jusqu'à ce que le mélange devienne très épais et ne soit plus granuleux, environ 10-15 minutes. Ajoutez du Gorgonzola. Retirer du feu.

2. Entre-temps, dans une grande poêle antiadhésive, faire chauffer l'huile à feu moyen-élevé. Ajouter l'ail et faire cuire. Remuer de temps en temps jusqu'à ce qu'il commence à ramollir et à brunir par endroits. Saupoudrer la farine sur les légumes. Remuer pour enrober.

3. Incorporer le reste du bouillon d'une tasse et faire bouillir. Remuez-le souvent. Réduire ensuite le feu à moyen-bas et laisser mijoter. Remuer de temps en temps jusqu'à ce que le mélange épaississe et que les légumes deviennent tendres.

Incorporer le basilic. Servir la sauce sur la polenta.

Jour 25

Le petit déjeuner : Crêpes croquantes

Ingrédients :

- Granola (1/2 tasse)
- Graines de chia (1 cuillère à soupe)
- Graines de lin (1 c. à soupe)
- Graines de tournesol (1 c. à soupe)
- Cassonade (2 c. à soupe)
- Beurre pour la friture
- Oeufs (2 pièces, grand)
- Mélange à crêpes de grains entiers (2 tasses)
- Huile végétale (2 c. à soupe)
- Lait (1 ½ tasse)

Les instructions :

1. Préparer la pâte en mélangeant le mélange à crêpes, l'huile, le lait, les œufs et la cassonade dans un grand bol. Incorporer les graines de lin, les graines de tournesol, les graines de chia et le granola.

2. Faire chauffer une poêle ou une plaque antiadhésive à feu moyen et ajouter un peu de beurre. Déposer autour de ¼ tasse de pâte à frire chaque crêpe et faire frire des deux côtés jusqu'à ce qu'elle devienne dorée. Continuer avec le reste

du mélange. Vous pouvez ajouter plus de beurre si nécessaire.

Le déjeuner : Salade de lentilles citronnées au saumon

Ingrédients :

- Saumon, égoutté et en flocons (2 boîtes, 7 oz), saumon cuit en flocons (1 ½ tasse)
- Lentilles rincées (1 boîte, 15 oz) ou lentilles vertes ou brunes cuites (3 tasses)
- Concombre en dés, sans pépins (1 tasse)
- Jus de citron (1/3 tasse)
- Huile d'olive extra vierge (1/3 tasse)
- Oignon rouge finement haché (1/2 tasse)
- Sel (1/4 c. à thé)
- Aneth frais haché (1/3 tasse)
- Poivron rouge, épépiné et coupé en dés (1 pc, moyen)
- Moutarde de Dijon (2 c. à thé)
- Poivre fraîchement moulu au goût

Les instructions :

1. Dans un grand bol, fouetter la moutarde, le poivre, le jus de citron, l'aneth et le sel. Incorporer l'huile graduellement en fouettant. Ajouter le concombre, le saumon, le poivron, l'oignon et les lentilles. Jetez le manteau.

2. Pour cuire les lentilles, les mettre dans une casserole et les recouvrir d'eau. Bouillir.

3. Réduire le feu pour faire mijoter et cuire jusqu'à ce qu'elles deviennent juste tendres, soit environ 20 minutes pour les lentilles vertes et 30 minutes pour les lentilles brunes. Égouttez et rincez à l'eau froide.

Le dîner : Moules cuites à la vapeur dans un bouillon de tomate

Ingrédients :

- Moules brossées et ébarbées (3 lb)
- Vin blanc sec (1 tasse)
- Huile d'olive extra vierge (1 c. à thé)
- Persil frais haché (2 c. à thé)
- Tomates prunes mûres, épépinées et grossièrement hachées (6 pièces)
- Ail, haché finement (4 gousses)

Les instructions :

1. Dans une grande casserole, chauffer l'huile à feu doux avec un couvercle hermétique. Ajouter l'ail et faire cuire. Remuez pendant environ 3 minutes ou jusqu'à ce qu'il devienne doré. Ajouter les tomates, augmenter le feu à vif et remuer encore une minute. Verser le vin et faire bouillir.

2. Ajouter les moules, couvrir, étuver. Secouer vigoureusement la casserole de temps en temps,

jusqu'à ce que toutes les moules se soient ouvertes. Jetez les moules qui ne s'ouvrent pas. Transférer les moules dans un bol de service. Versez le bouillon sur les moules et saupoudrez de persil.

Jour 26

Le petit déjeuner : Yogourt et un morceau de pain de blé entier en tranches

Déjeuner : Salade de poires et de céleri croquants

Ingrédients :

- Vinaigre de framboise, de poire, de cidre ou d'autres fruits
- Pacanes hachée, grillées (1/2 tasse)
- Laitue beurre ou autre (6 morceaux, grande)
- Fromage Cheddar blanc en petits dés (1 tasse)
- Miel (2 cuillères à soupe)
- Céleri, paré et coupé en deux dans le sens de la largeur (4 tiges)
- Sel (1/4 c. à thé)
- Poivre fraîchement moulu au goût
- Poires mûres, de préférence Anjou ou Bartlett rouge, coupées en dés (2 pièces)

Les instructions :

1. Faites tremper le céleri dans un bol d'eau glacée pendant 15 minutes. Égouttez et asséchez en tapotant. Couper en morceaux de 1/2 pouce.

2. Fouettez le miel, la vente et le vinaigre dans un grand bol jusqu'à ce que le tout soit mélangé. Ajoutez les poires, remuez doucement pour les

enrober. Ensuite, ajoutez le fromage, le céleri et les noix de pécan - remuez pour mélanger - assaisonnez avec du poivre.

3. Répartissez les feuilles de laitue dans six assiettes et garnissez d'une portion de salade. Servir frais ou à température ambiante.

Dîner : Soupe au poulet pour les amateurs de légumes

Ingrédients :

- Vin blanc sec (1/4 de tasse)
- Petits épinards emballés (1 tasse ½)
- Tomates prune, hachées (2 morceaux)
- Échalote, finement hachée (1 morceau, large)
- Courgettes, coupées en petits dés (1 morceau, petit)
- Orzo, ou autres pâtes minuscules comme les farfalles (2 cuillères à soupe)
- Mélange d'assaisonnement italien (1/2 cuillère à café)
- Huile d'olive extra vierge (1 c. à soupe)
- Tendre poulet, coupé en morceaux de la taille d'une bouchée (8 oz)
- Bouillon de poulet à faible teneur en sodium (1 boîte, 14 oz)

Les instructions :

1. Dans une grande casserole, faire chauffer l'huile à feu moyen-élevé. Ajouter le poulet et faire cuire. Remuer de temps en temps pendant 3-4 minutes ou jusqu'à ce qu'il devienne brun. Transférer dans une assiette.

2. Ajouter l'échalote, le sel, l'assaisonnement italien et les courgettes. Faites cuire en remuant souvent pendant 2 à 3 minutes ou jusqu'à ce que les légumes soient légèrement ramollis. Ajouter le bouillon, les tomates, l'orzo et le vin. Augmentez le feu à vif et faites bouillir en remuant de temps en temps.

3. Réduire le feu pour faire mijoter et cuire jusqu'à ce que les pâtes deviennent tendres ou selon les instructions de l'emballage.

   1. 4. Incorporer le poulet, y compris le jus qui s'est accumulé. Ajouter les épinards. Faites cuire en remuant jusqu'à ce que le poulet soit bien chaud.

Jour 27

Le petit déjeuner : Bruschetta aux fraises

- **Ingrédients :**

- Jus de citron (2 c. à thé)

- Pain de blé entier (4 tranches épaisses)

- Mascarpone (fromage à la crème italien), 4 cuillères à soupe

- Zeste de citron râpé (1 cuillère à café)

- Fraises décortiquées en dés ou en tranches (3 tasses)

- Sucre brun clair (6 cuillères à soupe)

Les instructions :

1. Faire griller le pain dans un grille-pain.

2. Pendant ce temps, faites chauffer une grande poêle à feu vif. Ajouter le zeste de citron, le jus de citron et le sucre. Faites cuire en remuant jusqu'à ce que le sucre fonde et que le mélange commence à bouillonner. Ajoutez les fraises et remuez jusqu'à ce que le jus commence à exsuder et que les baies soient bien chauffées.

3. Étalez 1 cuillère à soupe de mascarpone sur chaque pièce ou toast. Recouvrez avec les fraises chaudes.

Déjeuner : Choux de Bruxelles avec vinaigrette au citron et aux noix

- **Ingrédients :**

- Choux de Bruxelles, parés et coupés en quartiers (1 livre)

- Grains entiers ou moutarde de Dijon (1 cuillère à café)
- Échalote hachée (1 cuillère à soupe)
- Jus de citron (1 c. à soupe)
- Zeste de citron fraîchement râpé (1/4 de cuillère à café)
- Huile de noix (2 cuillères à soupe)
- Sel (1/4 c. à thé)
  - Poivre fraîchement moulu au goût

Les instructions

1.Placez les choux de Bruxelles dans un panier de cuisson à la vapeur et faites-les cuire à la vapeur dans une grande casserole au-dessus d'un pouce d'eau bouillante jusqu'à ce qu'ils deviennent tendres, soit environ 7-8 minutes.

2.Pendant ce temps, fouettez l'échalote, l'huile, la moutarde, le zeste de citron, le poivre et le sel dans un bol moyen. Ajouter les germes à la vinaigrette. Remuer pour enrober.

1. Dîner : Salade de mangue, d'épinards et d'avocats

Ingrédients :

Salade

- Radicchio, déchiré en bouchées (1 ½ tasse)
- Avocat, en tranches (1 morceau, moyen)
- Mangue mûre, en tranche (1 morceau, petite)
- Bébés épinards en feuilles (10 tasses, environ 8 oz)
- Radis rouges, en tranches (8-12 morceaux, petits/ 1 botte)
- Poivre fraîchement moulu au goût

Vinaigrette

- Moutarde de Dijon (1 cuillère à café)
- Vinaigre de vin rouge (1 cuillère à soupe)
- Jus d'orange (1/3 tasse)

- Huile de canola, huile de noisette ou huile d'amande (2 cuillères à soupe)
- Sel (1/4 c. à thé)

Les instructions :

1. Pour la vinaigrette, fouettez la moutarde, le jus d'orange, l'huile, le sel et le poivre dans un bol.

1. 2.Pour la salade, juste avant de servir, mélangez les radis, le radicchio, les épinards et la mangue dans un grand bol. Ajouter la vinaigrette et mélanger pour enrober. Garnir chaque portion avec des tranches d'avocat.

Jour 28

Le petit déjeuner : Salsa et toast aux œufs

- Deux cuillères à soupe de salsa
- Une tranche de pain complet, grillée
- 1 gros œuf cuit dans ¼ cuillère à café d'huile d'olive ou enduire la poêle d'une fine couche d'aérosol de cuisson. Assaisonnez avec une pincée de poivre et de sel kasher.

Déjeuner : Salade de légumes et de haricots blancs

Ingrédients :

- Avocat, coupé en dés (1/2 pc)
- Haricots blancs, rincés (1/3 tasse)
- Mélange de légumes verts (2 tasses)
- Légumes de votre choix (essayez les tomates et les concombres (3/4 de tasse)

Les instructions :

1. Mélanger tous les ingrédients et garnir la salade avec une cuillère à soupe de vinaigre de vin rouge, du poivre fraîchement moulu et de l'huile d'olive.

Dîner : Chou frisé avec moutarde et pommes

Ingrédients :

- Vinaigre de cidre (2 cuillères à soupe)
- Huile d'olive extra vierge (1 c à soupe)

- Sucre brun (2 cuillères à café)
- Chou frisé, côtes enlevées, grossièrement haché (1-1 ½ lbs)
- Moutarde en grains entiers (4 cuillères à café)
- Eau (2/3 tasse)
- Pommes Granny Smith, tranchées (2 morceaux)
- Pincée de sel

Les instructions :

1. Faire chauffer l'huile dans un four hollandais à feu moyen. Ajouter le chou frisé et faire cuire. Mélanger avec deux grandes cuillères pendant environ 1 min ou jusqu'à ce qu'il devienne vert vif. Ajoutez de l'eau, couvrez et faites cuire. Remuez de temps en temps pendant 3 minutes. Ajoutez les pommes, couvrez et faites cuire en remuant de temps en temps pendant 8-10 minutes ou jusqu'à ce que le chou frisé devienne tendre.

   12.

2. Pendant ce temps, fouettez la moutarde, le vinaigre, le sel et la cassonade dans un petit bol. Ajouter le mélange au chou frisé, en augmentant la chaleur à feu vif. Faites bouillir sans couvercle pendant 3-4 minutes ou jusqu'à ce que le liquide s'évapore.

Jour 29

13. Le petit déjeuner : Tortilla aux tomates et aux œufs

- Tortilla de maïs (1 morceau)
- Un gros œuf cuit dans une cuillère à café d'huile d'olive ¼ ou recouvrir a poêle d'une fine couche d'aérosol de cuisson. Assaisonnez avec une pincée de poivre.
- Cinq tomates cerises coupées en deux
  - Garnir la tortilla de tomates et d'un œuf

Déjeuner : Œufs brouillés et au saumon fumé

Ingrédients :

- Crème épaisse (1/2 tasse)
- Saumon fumé en tranches (1/4 de livre)
- Ciboulette fraîche, finement hachée (12-1 lames)
- Œufs (12 en tout)
- Poivre noir fraîchement moulu
- Sel
- Beurre (2 cuillères à soupe)

Les instructions :

1. Mettre de côté 2 tranches de saumon pour la garniture. Coupez le reste du saumon en très petits morceaux.

2. Fouettez la crème et les œufs ensemble. Ajouter ½ de ciboulette hachée. Assaisonnez les œufs avec du poivre et du sel. Préchauffez une grande poêle antiadhésive à feu moyen. Faire fondre le beurre dans la poêle et ajouter les œufs. Brouiller les œufs avec une cuillère en bois. Ne faites pas cuire les œufs avant qu'ils ne soient secs. Lorsque les œufs se sont mélangés, mais restent humides. Incorporer le saumon haché. Retirez la casserole de la cuisinière et placez-la sur un dessous de plat. Garnissez les œufs avec le reste de la ciboulette et du saumon et servez-les directement à la sortie de la casserole chaude.

Le dîner : Polenta crémeuse au gorgonzola avec sauce à la courge d'été

Ingrédients :

- Fromage Gorgonzola émietté (2/3 tasse)
- Bouillon de légumes, ou bouillon de poulet faible en sodium, divisé (2 boîtes, 14 oz)
- Courgettes (petites) coupées en deux dans le sens de la longueur et tranchées (2 pièces)
- Basil frais, coupé (1/4 tasse)
- Huile d'olive extra vierge (2 c. à soupe)
- Farine de maïs (3/4 tasse)
    - Courge (petite) d'été jaune coupée en deux sur la longueur et tranchée (2 morceaux)
- Eau (1 tasse)
- Ail haché (3 c. à soupe)

- Farine (2 c. à soupe)
- Poivre fraîchement moulu (1/2 c. à thé)

Les instructions :

4. Mélanger 2 ½ du bouillon avec une tasse d'eau dans une petite casserole. Faire bouillir. Ensuite, ajoutez lentement le poivre et la semoule de maïs en fouettant jusqu'à ce que le mélange soit lisse. Réduire le feu à faible intensité, couvrir et faire cuire en remuant de temps en temps, jusqu'à ce que le bouillon devienne très épais et ne soit plus granuleux, environ 10-15 minutes. Ajouter le gorgonzola en remuant. Retirer du feu.

5. Pendant ce temps, dans une grande poêle antiadhésive, faire chauffer l'huile à feu moyen-élevé. Ajouter l'ail et faire cuire. Remuer de temps en temps jusqu'à ce qu'il commence à ramollir et à brunir. Saupoudrer la farine sur les légumes. Remuer pour enrober.

6. Ajoutez le reste du bouillon (une tasse) et faites bouillir. Remuez souvent. Réduisez ensuite le feu à moyen-élevé et laissez mijoter. Remuez de temps en temps jusqu'à ce que le bouillon épaississe et que les légumes deviennent tendres. Ajoutez le basilic en remuant. Servez la sauce sur la polenta.

Jour 30

Le petit déjeuner : Boisson au yaourt

Ingrédients :

- Glaçons (2 tasses)
- Yogourt à la vanille (2 tasses)
- Yogourt à pêche (2 tasses)
- Lait sans gras (1/2 tasse)
- Jus d'orange concentré décongelé (1/2 tasse)

Les instructions :

Dans un mixeur, mélangez tous les ingrédients sauf les glaçons. Couvrez ; mélanger jusqu'à ce qu'ils deviennent lisses. Ajouter les glaçons, couvrir et mixer à nouveau jusqu'à ce que le mélange soit lisse.

Déjeuner : Sandwich de houmous végétarien

Ingrédients :

- Houmous (3 cuillères à soupe)
- Tranches de concombre (1/4 de tasse)Purée d'avocat (1/4 de tasse)
- Pain de blé entier (2 tranches)
- Légumes verts mélangés (1 tasse)
- Poivron rouge, en tranches (1/4 morceaux, moyen)

Les instructions :

1. Tartiner chaque tranche de pain d'avocat et de houmous. Recouvrez une tranche de légumes et pressez les tranches ensemble pour en faire un sandwich.

14. Dîner : Tacos au maïs et aux haricots noirs

Ingrédients :

- Salsa (1/4 de tasse)
- Avocat en dés (1/2 pc)
- Haricots noirs en conserve, rincés et écrasés (1/4 de tasse)
- Maïs (1/2 tasse)
- Tortillas de maïs réchauffées (2 morceaux)
- - Mélange de légumes verts
- Jus de lime (1 c. à table)
- Huile d'olive
- Poivre et sel kosher

Les instructions :

15. 1. Tartiner les tortillas de haricots. Garnir de salsa, de maïs et d'avocat.

16. 2. Recouvrez les légumes verts mélangés d'huile d'olive, de jus de citron vert, d'une pincée de poivre et de sel casher.

CHAPITRE 7: STRATÉGIES POUR COMMENCER VOTRE RÉGIME CONTRE L'HYPERTENSION ARTÉRIELLE

Bien que vous ayez déjà un guide des 30 super-aliments que vous pouvez manger pour baisser votre tension artérielle, le défi sera difficile au début.

Perdez du poids

Le surpoids augmente le risque d'hypertension artérielle. La perte de poids permet non seulement de réduire la pression artérielle, mais aussi de prévenir d'autres maladies qui y sont associées.

Limitez la consommation d'alcool

Si vous souffrez d'hypertension artérielle et que vous consommez régulièrement plus d'alcool que la quantité recommandée, la réduction de cette dernière peut faire baisser votre tension artérielle jusqu'à 4 mmHg.

Faites de l'activité physique

Les activités physiques comme l'aérobic contribuent à abaisser la pression sanguine, car elles obligent les vaisseaux sanguins à se contracter et à se dilater. Les vaisseaux sanguins restent ainsi souples.

Moins de sel

Il peut être difficile de réduire le sodium, car il est caché dans presque tous les aliments, il est donc essentiel de suivre strictement le plan de repas.

Consommez plus de potassium

Le plan de repas calcule la quantité estimée de nutriments que vous recevrez, et beaucoup de plans de repas quotidiens sont riches en potassium.

CHAPITRE 8 : D'AUTRES CHANGEMENTS DE STYLE DE VIE POUR VOUS AIDER À RÉDUIRE VOTRE TENSION ARTÉRIELLE SANS MÉDICAMENTS

La gestion de la pression artérielle est divisée en 70 % de style de vie et 30 % de médicaments et de prévention.

Lire les étiquettes

Il est difficile d'éviter ou de réduire l'apport en sodium alimentaire sans lire les étiquettes. Vous pouvez préparer vos aliments en utilisant le plan de repas que nous avons partagé, mais il est tout de même important de toujours lire les étiquettes, surtout lorsque vous êtes à la maison.

Soulager le stress

Les hormones de stress resserrent les vaisseaux sanguins, ce qui peut entraîner une augmentation temporaire de la pression sanguine. Il déclenche également des habitudes malsaines comme le manque de sommeil, la suralimentation et la consommation accrue d'alcool. La réduction du stress est une priorité si vous voulez baisser votre tension artérielle.

Exercice physique

Il ne faut pas beaucoup d'entraînement pour voir les résultats et avoir un impact sur votre tension artérielle. Vous pouvez faire de l'exercice pendant seulement 30 minutes, au moins cinq jours par semaine. Ces exercices peuvent aussi vous amener à faire des choses que vous aimez, comme le vélo, la danse, la randonnée, ou même des activités quotidiennes comme le jardinage.

Arrêter de fumer

Le tabagisme est l'un des principaux facteurs des maladies cardiaques, qui sont associées à l'hypertension artérielle. Étant donné que l'hypertension et le tabagisme augmentent tous deux le risque de complications cardiaques, l'arrêt du tabac permet de réduire ce risque.

Respiration profonde et méditation

Bien que la méditation et la respiration profonde relèvent de la gestion du stress, elles méritent une attention particulière, car elles ont un impact significatif sur la baisse de la pression sanguine. Lorsque le corps est détendu, il ralentit le rythme cardiaque et, par conséquent, réduit le niveau de pression artérielle.

CONCLUSION

Beaucoup de personnes souffrent d'hypertension, mais certaines d'entre elles ne savent même pas qu'elles font partie des statistiques. Une alimentation équilibrée et un mode de vie saine permettent de contrôler la tension artérielle. Les collations et les repas présentés dans ce livre suivent un modèle de solution à l'hypertension et de prévention de l'alimentation.

Le plan de repas fournit les nutriments dont le corps a besoin pour fonctionner correctement, avec une quantité spécifique pour non seulement gérer la pression artérielle, mais aussi prévenir l'apparition d'autres maladies associées et vous aider à perdre du poids.

Il prouve seulement que modifier son alimentation et son mode de vie est le meilleur moyen de contrôler l'hypertension sans prendre de médicaments. Les médicaments qui réduisent la pression artérielle ont tendance à bien fonctionner, mais ils ne s'attaquent pas nécessairement à la cause du problème. Ainsi, un plan de régime alimentaire visant à résoudre le problème de l'hypertension artérielle est une défense de première ligne efficace pour la prévention et la gestion.

Mot de la fin

Merci encore d'avoir acheté ce livre !

Nous espérons vraiment qu'il pourra vous aider.

L'étape suivante consiste à vous **inscrire à notre bulletin électronique** pour ne pas rater la parution de nos nouveaux livres et les promotions à venir. Vous pouvez vous inscrire gratuitement et recevrez également notre livre « *7 erreurs de conditionnement physique à ne pas commettre* » ! Ce livre de bonification décompose plusieurs des erreurs de forme physique les plus communes et démystifiera plusieurs des complexités et de la science de se mettre en forme. Le fait d'avoir toutes ces connaissances et cette science de la mise en forme organisées dans un livre pratique, étape par étape, vous aidera à vous lancer dans la bonne direction dans votre parcours ! Pour vous inscrire à notre bulletin électronique et obtenir votre livre gratuit, veuillez visiter ce lien et inscrivez-vous : www.effingopublishing.com/gift

Enfin, si vous avez aimé ce livre, nous aimerions vous demander une faveur, auriez-vous l'amabilité de laisser une critique ? Ce serait grandement apprécié ! Merci et bon cheminement!

À PROPOS DES COAUTEURS

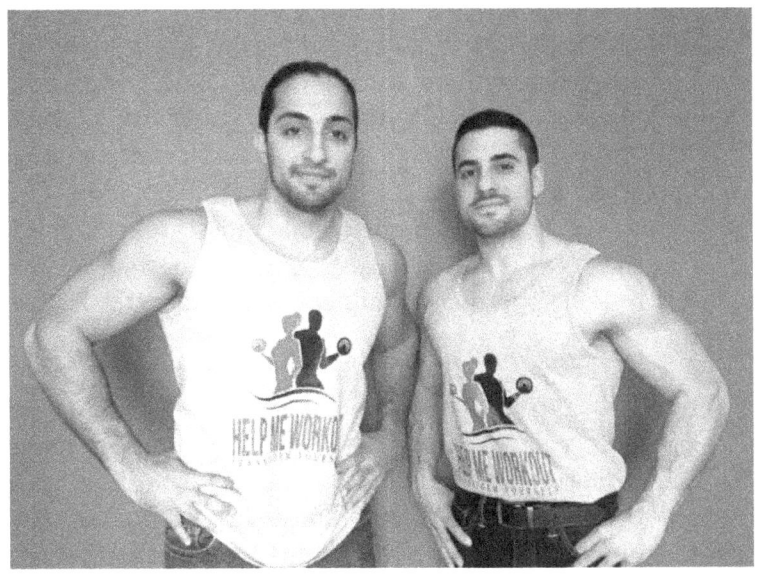

Nous nous appelons Alex & George Kaplo et sommes tous les deux des entraîneurs personnels certifiés de Montréal, Canada. Commençons par dire que nous ne sommes pas nécessairement les plus grands et cela n'a jamais vraiment été notre but. En fait, nous avons commencé à nous entraîner pour surmonter notre plus grande insécurité quand nous étions plus jeunes, c'est-à-dire notre confiance en nous-mêmes. Il se peut que vous ayez des difficultés en ce moment ou que vous souhaitiez simplement vous remettre en forme, et nous pouvons certainement vous comprendre.

Pour nous personnellement, nous avons toujours été intéressés par le monde de la santé et du fitness et nous voulions gagner du muscle en raison des nombreuses brimades que nous avons subies à l'adolescence. On s'est dit qu'on pouvait faire quelque chose pour changer l'apparence de notre corps. Ce fut le début de notre voyage de transformation. On ne savait pas par où commencer, mais nous nous sommes lancés. Il est vrai que nous nous sentions parfois inquiets et effrayés à l'idée que d'autres personnes se moquent de nous pour ne pas faire les exercices de la bonne façon. Nous avons toujours voulu avoir un ami pour nous guider et nous montrer les ficelles du métier.

Après beaucoup de travail, d'études et d'innombrables essais et erreurs, certaines personnes ont commencé à remarquer à quel point nous devenions en forme combien nous commencions à nous intéresser vivement à ce sujet. Cela a amené de nombreux amis et de nouveaux visages à venir nous voir et à nous demander des conseils en matière de mise en forme. Au début, cela semblait étrange, mais ce qui nous a fait avancer, c'est quand ces mêmes personnes ont commencé à voir des changements dans leur propre corps nous disant que c'était la première fois qu'ils voyaient de vrais résultats ! Depuis ce moment-là, de plus en plus de gens ont continué à nous demander conseil, ce qui nous a fait réaliser à tous les deux, après avoir tant lu et étudié dans ce domaine, que cela nous a aussi permis d'aider les autres. Jusqu'à présent, nous avons coaché et formé de nombreux clients qui ont obtenu des résultats assez étonnants.

Aujourd'hui, nous sommes tous les deux propriétaires et dirigeons cette maison d'édition, où nous apportons des auteurs et experts passionnés qui écrivent sur des sujets liés à la santé et la remise en forme. Nous dirigeons également une entreprise de conditionnement physique en ligne et aimerions communiquer vous inviter à visiter le site Web à la page suivante pour vous inscrire à notre bulletin électronique (vous recevrez même un livre gratuit).

Enfin, si vous êtes dans la situation dans laquelle nous nous trouvions auparavant et que vous avez besoin de conseils, n'hésitez pas à nous demander... nous sommes là pour vous aider !

Vos entraîneurs,

Alex et George Kaplo

Télécharger un autre livre gratuitement

Nous voulons vous remercier d'avoir acheté ce livre et vous offrir un autre livre (aussi long et précieux que ce livre), « Erreurs de santé et de fitness à ne pas commettre », entièrement gratuit.

Visitez le lien ci-dessous pour vous inscrire et le recevoir :

www.effingopublishing.com/gift

Dans ce livre, nous allons décomposer les erreurs de santé et de forme physique les plus courantes, que vous commettez probablement en ce moment même, et nous allons vous révéler comment vous pouvez facilement vous mettre en forme de la meilleure façon de votre vie !

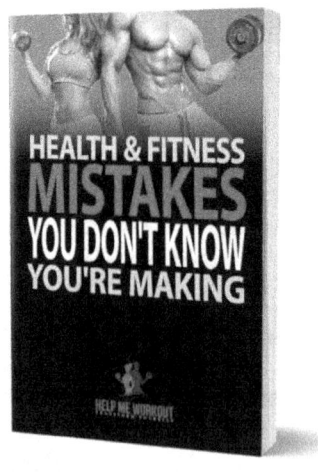

En plus de ce cadeau précieux, vous aurez également l'occasion d'obtenir nos nouveaux livres gratuitement, de participer à des concours et de recevoir d'autres courriels précieux de notre part. Encore une fois, visitez le lien pour vous inscrire :

www.effingopublishing.com/gift

Copyright 2019 by Effingo Publishing — Tous droits réservés.

Ce document d'Effingo Publishing, propriété de la société A&G Direct Inc, vise à fournir des informations exactes et fiables en ce qui concerne le sujet et la question couverts. La publication est vendue avec l'idée que l'éditeur n'est pas tenu de rendre des services comptables, officiellement autorisés ou autrement qualifiés. Si des conseils sont nécessaires, qu'ils soient juridiques ou professionnels, une personne expérimentée dans la profession devrait être commandée.

D'après une déclaration de principes qui a été acceptée et approuvée également par un comité de l'American Bar Association et un comité d'éditeurs et d'associations.

Il n'est en aucun cas légal de reproduire, de dupliquer ou de transmettre tout ou partie de ce document, que ce soit sous forme électronique ou imprimée. L'enregistrement de cette publication est strictement interdit, et tout stockage de ce document n'est pas autorisé sans l'autorisation écrite de l'éditeur. Tous droits réservés.

Les informations fournies dans le présent document sont déclarées véridiques et cohérentes, en ce sens que toute responsabilité, en termes d'inattention ou autre, en cas d'utilisation ou d'abus des politiques, processus ou instructions qu'il contient, relève de la seule et entière responsabilité du lecteur destinataire. En aucun cas, l'éditeur ne pourra être tenu responsable, directement ou indirectement, d'une quelconque obligation légale ou d'une quelconque responsabilité à l'égard de l'éditeur pour toute réparation, dommage ou perte pécuniaire due à l'information contenue dans le présent document.

Les informations contenues dans le présent document sont proposées à titre d'information uniquement et sont universelles en tant que telles. La présentation de l'information est sans contrat ni garantie.

Les marques de commerce utilisées sont utilisées sans consentement et la publication de la marque de commerce est faite sans la permission ou l'appui du propriétaire de la marque de commerce. Toutes les marques de commerce et marques de commerce mentionnées dans le présent document le sont à des fins de clarification seulement et sont la propriété de leurs propriétaires respectifs, qui ne sont pas affiliés au présent document.

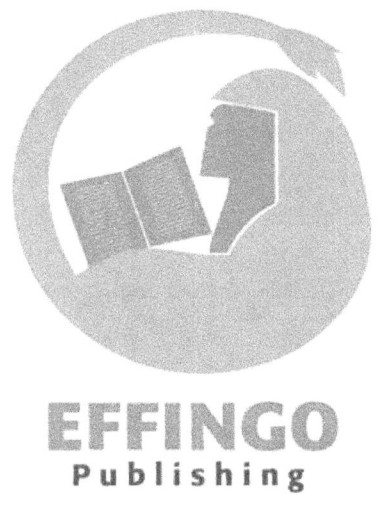

Pour découvrir plus de livres, visitez le site :

EffingoPublishing.com

www.ingramcontent.com/pod-product-compliance
Lightning Source LLC
Chambersburg PA
CBHW070904080526
44589CB00013B/1173